CONTRIBUTION A L'ÉTUDE

DU

DIAGNOSTIC ET DU TRAITEMENT

DE

L'URÉTRITE CHRONIQUE

PAR

Le Docteur Aimé LECOUTOUR

DE LA FACULTÉ DE MÉDECINE DE PARIS
LICENCIÉ ÈS SCIENCES

PARIS
VIGOT FRÈRES, ÉDITEURS
23, PLACE DE L'ÉCOLE-DE-MÉDECINE, 23

1911

CONTRIBUTION A L'ÉTUDE

DU

DIAGNOSTIC ET DU TRAITEMENT

DE

L'URÉTRITE CHRONIQUE

CONTRIBUTION A L'ÉTUDE

DU

DIAGNOSTIC ET DU TRAITEMENT

DE

L'URÉTRITE CHRONIQUE

PAR

Le Docteur Aimé LECOUTOUR

DE LA FACULTÉ DE MÉDECINE DE PARIS
LICENCIÉ ÈS SCIENCES

PARIS

VIGOT FRÈRES, ÉDITEURS

23, PLACE DE L'ÉCOLE-DE-MÉDECINE, 23

1911

A M. le Professeur SEGOND

Qui a bien voulu accepter la prési-
dence de ma thèse.

A TOUS MES MAITRES DE
L'ÉCOLE DE MÉDECINE D'ANGERS

Profonde reconnaissance

A MES MAÎTRES DE PARIS

M. le Docteur LEGUEU, agrégé,
chirurgien de l'hôpital Laënnec

M. le Docteur MARION, agrégé,
chirurgien de l'hôpital Lariboisière

M. le Docteur PASTEAU
ancien chef de clinique des maladies des voies urinaires
chargé d'un cours de cystoscopie à Necker

M. le Docteur COURTADE
chargé du service d'électrothérapie urinaire à Necker

M. le Docteur PICOT
chef de clinique adjoint à Necker (consultation des hommes)

M. le Docteur MARSAN
chef de clinique adjoint à Necker (consultation des femmes)
Hommage de profonde reconnaissance.

CONTRIBUTION A L'ÉTUDE

DU

DIAGNOSTIC ET DU TRAITEMENT

DE

L'URÉTRITE CHRONIQUE

INTRODUCTION

Le traitement de l'urétrite chronique après avoir été longtemps empirique est entré depuis ces dernières années dans une voie plus rationnelle.

Cette orientation nouvelle est due aux nombreux travaux sur l'anatomie pathologique et la bactériologie de l'urétrite chronique. On sait maintenant que les formes sous lesquelles se présente l'urétrite varient selon le siège, l'étendue, la profondeur des lésions, suivant qu'il y a ou non du gonocoque dans la goutte ou les filaments.

Il en résulte qu'il ne saurait y avoir de traitement type de l'urétrite chronique et cette erreur explique les nombreux insuccès de ceux qui appliquent aveuglément dans tous les cas une méthode ou un médicament.

Prenons par exemple la méthode des instillations de Guyon. Elle a donné et donne encore de merveilleux résultats dans les cas récents où l'épithélium perméable permet la pénétration du médicament par osmose ; mais n'est-elle pas *a priori* insuffisante lorsque l'épithélium est kératinisé et que l'infiltration a envahi la sous-muqueuse et les glandes péri-urétrales, dans ces cas où l'on sent au palper sur béniqué la paroi dure, épaissie ou parsemée de « grains de plomb ». Chacun de ces grains, adénites péri-urétrales de Motz est un kyste glandulaire qu'il faudra vider pour en déloger le gonocoque ou les microbes associés. Là, la victoire ne saurait appartenir aux instillations mais bien aux massages sur béniqué ou encore aux hautes dilatations du canal pratiquées avec les appareils dont celui de Kollmann est le type.

Je me propose dans ce travail, après avoir décrit rapidement les principales lésions de l'urétrite chronique, d'indiquer les traitements qui ont été opposés à chacune d'elles et de signaler les résultats obtenus. J'insisterai particulièrement sur ceux qui ont reçu l'épreuve du temps et que j'ai pu expérimenter moi-même.

A la consultation de la Terrasse de l'hôpital Necker, mon maître et ami le Dr Papin, chef de clinique adjoint, m'a initié à l'examen des malades urinaires et à la pratique des instillations et des dilatations ; je tiens à le remercier ici.

Je dois beaucoup aussi au Dr Denis Courtade qui dirige avec tant de compétence le traitement électrique des affections urinaires à Necker et avec qui j'ai appris cette branche aujourd'hui si importante de la thérapeutique urinaire.

CHAPITRE PREMIER

Anatomie et histologie de l'urètre normal

Pour bien comprendre les lésions si variées de l'urétrite chronique, il est indispensable de jeter un rapide coup d'œil sur la structure macroscopique et microscopique de l'urètre normal et des glandes annexes.

1ᵉ *Mode de division de l'urètre.* — *a*) Au point de vue anatomique on distingue :

L'urètre prostatique, s'étend du col vésical jusqu'au bec de la prostate. La prostate l'entoure ;

L'urètre membraneux, s'étend du bec de la prostate au collet du bulbe. La muqueuse est entourée du sphincter strié (compressor des auteurs allemands) renforcé par le muscle de Guthrie compris dans un dédoublement de l'aponévrose périnéale moyenne ;

L'urètre spongieux, s'étend du collet du bulbe au méat.

L'urètre est entouré d'un manchon spongieux vasculaire qui se gonfle et durcit pendant l'érection.

Cette portion se subdivise en :

Périnéo-scrotale ;

Scrotale :

Pénienne ;

Naviculaire ;

subdivisions qui se définissent d'elles-mêmes.

b) Au point de vue pathologique on distingue :

L'urètre postérieur au-dessus du compresseur ;

L'urètre antérieur en dessous du compresseur.

Le sphincter étant fermé entre les mictions il en résulte un fait important : à savoir que les sécrétions de l'urètre postérieur si elles sont abondantes reflueront vers la vessie et que les sécrétions de l'urètre antérieur s'écouleront vers le méat.

2° Longueur de l'urètre. — Très variable selon les individus, l'âge et les auteurs. Il faut d'ailleurs se rappeler le mot de Guyon :

« L'urètre doit être examiné par régions et non par centimètres. »

Voici des chiffres moyens pour l'adulte :

    Urètre spongieux. . . . 12 à 14 cm.

    —   membraneux. . . 1 cm.

    —   prostatique . . . 2 à 2,5.

3° Calibre. — Ceci est important car les altérations du calibre sont une des conséquences les plus fréquentes et les plus graves de l'urétrite chronique et il importe de savoir les découvrir pour les empêcher de progresser et même les faire rétrocéder. Le calibre a été étudié sur des moulages d'urètres de cadavres. Le moulage est fait sous pression variable avec chaque expérimentateur et néglige un facteur important, la sensibilité à la distension. Aussi est-il préférable de tabler sur les mesures faites sur vivant soit avec l'explorateur à boules de Guyon soit l'urétromètre.

Explorateur à boules. — Nous pouvons définir le calibre en un point par le diamètre de la boule qui franchit ce point à frottement doux et sans douleur.

L'instrument de Guyon manié délicatement permet de mesurer ce frottement.

Urétromètre (fig. 1). — C'est un instrument métallique de petit calibre dont l'extrémité peut s'élargir dans le canal par un mécanisme ingénieux. Une aiguille tournant devant un cadran gradué selon Charrière permet de mesurer le calibre et, n'éveillant aucun spasme, d'apprécier mieux encore que l'instrument de Guyon l'élasticité des parois.

Voici d'après Rollet les diamètres moyens de l'urètre.

	m/m	Charrière	Béniqué
Méat	7-8	21-24	42-48
Fosse naviculaire	10-11	30 33	60-66
Portion rétro-naviculaire	9	27	54
Portion spongieuse	10	30	60
Bulbe	12	36	72
Portion membraneuse	9	27	54
Portion prostatique	10-15	30-45	60-90

On voit que le méat est le point le plus étroit de l'urètre ce qui justifie cette phrase de Guyon.

« Dans un urètre sain tout instrument qui franchit le méat doit parcourir sans obstacle tout l'urètre. »

Première conséquence. — Si on veut dilater un urètre ce qui nécessite au moins un 60 béniqué, il faudra faire la méatotomie car la dilatation du méat est très douloureuse.

Deuxième conséquence. — La région bulbaire étant la région la plus large et en même temps le siège d'élection des rétrécissements on voit que la dilatation de cette région avec les béniqués 72 serait très sdouloureuse ou nécessiterait une méatotomie extrêmement large.

Au chapitre du traitement nous verrons qu'il existe un instrument qui permet de dilater progressivement, sans douleur, jusqu'au n° 90 béniqué la portion bulbaire.

Histologie de l'urètre.

1° *Muqueuse.* — La muqueuse est formée d'un chorion tapissé d'épithélium.

Le chorion avec ses papilles est riche en fibres élastiques, le reste étant du tissu conjonctif ; il est tapissé par une assise de cellules basses mal colorables, c'est la *couche basale* ; puis vient l'épithélium.

La nature de ce dernier a été discutée ; on admet le plus généralement la structure suivante :

Fosse naviculaire : épithélium plat stratifié ;

Portion spongieuse : épithélium cylindrique stratifié ;

Portion membraneuse : épithélium de passage avec quelques cellules plates ;

Portion prostatique : plat stratifié près de la vessie ; cylindrique stratifié près du sphincter.

2° *Lacunes de Morgagni.* — Ce sont des plis de la muqueuse situés sur la paroi supérieure en trois rangées de 8 à 12, formant des culs-de-sac ouverts en avant :

une rangée médiane supérieure de grandes : Foramina ;
deux rangées latérales supérieures de petites : Foraminula. La lacune la plus antérieure est la plus grande, elle
est formée par la valvule de Guérin située à 1 cm. 5 du
méat.

3° *Canaux para urétraux.* — Ce sont des canaux de
8 à 10 millimètres de long et 1/2 millimètre de diamètre plus ou moins parallèles au canal, dirigés d'arrière
en avant et se terminant en culs-de-sac à des profondeurs variables, quelquefois jusque dans les corps
caverneux.

On les rencontre surtout à la face supérieure, un peu
sur les côtés, rarement à la face inférieure du canal.

Anormalement, on peut rencontrer, surtout dans la
fosse naviculaire ou près du méat, des conduits dont
la disposition a été bien étudiée par Janet et qu'il faut
rechercher pour en déloger le gonocoque dans les urétrites rebelles.

4° *Glandes péri-urétrales.* — Deux espèces.

a) Glandes unicellulaires. Isolées ou en groupes entre
les cellules cylindriques. Elles contiennent un protoplasma clair, un noyau basal et secrètent un mucus
incolore.

b) Glandes alvéolaires de Littre.

Ce sont de petits sacs tapissés de cellules à mucus
et terminés par un col étroit et court se jetant dans
des diverticules plus ou moins profonds et ramifiés.
Elles siègent dans la muqueuse et dans le tissu spongieux jusqu'à 1 centimètre de la lumière du canal.

Glandes de Cowper. — Deux glandes situées symétriquement de chaque côté et un peu en arrière du bulbe, entourées par le sphincter strié et le muscle de Guthric. Leur diamètre est de 5 millimètres et leur consistance ferme.

Dans un tiers des cas il existe dans le bulbe des portions aberrantes des glandes de Cowper. Le conduit excréteur de ces glandes gros comme une épingle, long de 5 millimètres, court parallèlement à l'urètre entre la paroi inférieure et le bulbe et débouche à 1 millimètre de la ligne médiane au niveau de l'angle péno-scrotal.

Prostate. — Glande formée de deux lobes latéraux réunis par un pont médian.

L'urètre la traverse près de sa face antérieure. La prostate est accessible au toucher rectal et en déprimant le périnée on peut arriver à sentir en haut et en dehors le canal déférent et les vésicules séminales lorsqu'ils sont enflammés.

L'urètre prostatique est tapissé aussi de glandes de Littre qui s'enflamment dans l'urétrite postérieure. On y trouve sur la paroi inférieure une saillie oblongue, le verumontanum dans lequel s'ouvrent au centre l'utricule prostatique et de chaque côté les canaux éjaculateurs.

Urétroscopie de l'urètre normal

Un mot des instruments employés.

Urètre antérieur. — Le plus employé en France est l'urétroscope de Luys, modification de celui de Valentine.

C'est un tube métallique creux qu'on introduit armé

d'un mandrin jusqu'au bulbe. Le mandrin retiré on introduit une minuscule lampe électrique portée par une tige de métal dissimulée dans une rigole latérale de façon à ne pas gêner la vue. L'image est grossie par

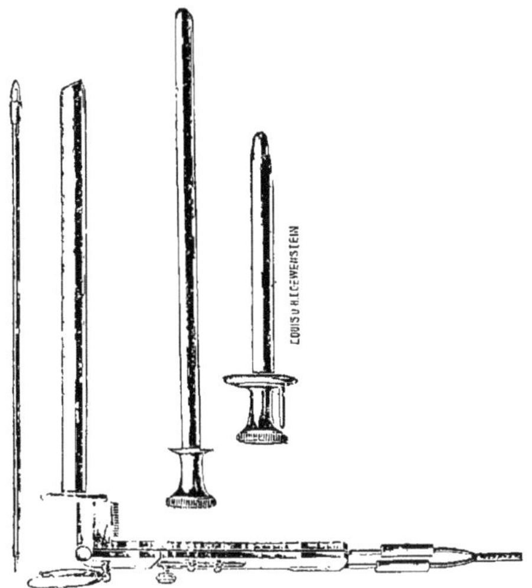

Fig. 1. — Urétroscope de Luys.

une lentille. La muqueuse s'étale éclairée au fond du tube et en retirant et inclinant plus ou moins le tube en haut, en bas, à gauche, à droite, on peut voir la muqueuse comme si elle était étalée devant les yeux.

Une série de tubes de 21 à 30 Charrière permet d'appliquer sans dilatation préalable l'instrument à tous les urètres.

Urètre postérieur. — Il existe un tube de Luys de 18 centimètres qu'on peut introduire à l'aide d'un man-

drin dont le bec est mobile ce qui en rend l'introduction aussi facile que celle d'un cystoscope. Le mandrin
redressé est retiré, la lampe introduite. Une fine rigole
creusée dans l'épaisseur du tube permet d'aspirer l'urine
avec une trompe à eau ; ici en effet on a franchi le
sphincter.

On découvre ainsi, la lampe étant en haut, le col vésical, la prostate et le veru-montanum.

Appareils de Goldschmidt. — Avec les instruments
de Luys, on voit la muqueuse non dilatée.

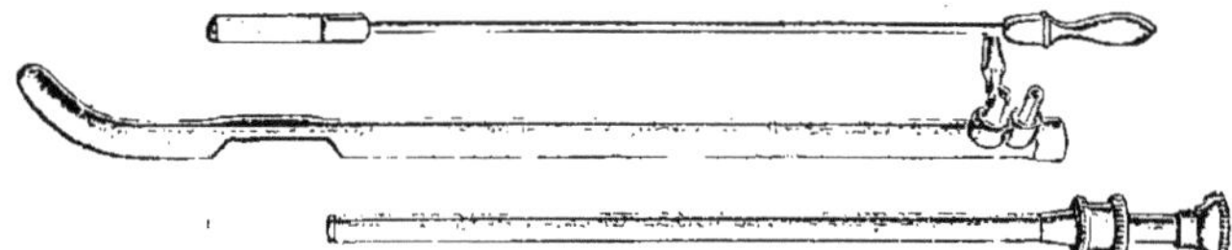

FIG. 2. — Urétroscope de Goldschmidt pour l'urètre postérieur.

Goldschmidt, pour avoir une vision plus large, distend l'urètre par un courant liquide. Il a fait construire
en 1907 un urétroscope droit pour l'urètre antérieur,
courbe pour l'urètre postérieur. Ce dernier est bien supérieur à celui de Luys et permet de voir très nettement les lobes prostatiques dès le début de l'hypertrophie et les détails du veru-montanum.

C'est un tube creux dans l'épaisseur duquel est un
canal amenant l'eau.

La partie rectiligne qui fait suite à la portion courbe
vésicale porte du côté de la convexité une grande fenêtre qui, le tube étant introduit, encadrera la face
postérieure de l'urètre prostatique. La lampe est en

avant de cette fenêtre qu'un mandrin *ad hoc* obture
pendant l'introduction.

Dans le tube creux, on en introduit un autre à sys-
tème optique grossissant. L'eau arrivant sous pression
distend la muqueuse qui s'invaginait dans la fenêtre
et, la lampe étant allumée on a alors une vision agran-
die et vraiment parfaite.

Vue urétroscopique de l'urètre antérieur.

Il faut considérer :
La lumière centrale ou figure centrale de Grünfeld.
L'aspect de la muqueuse.

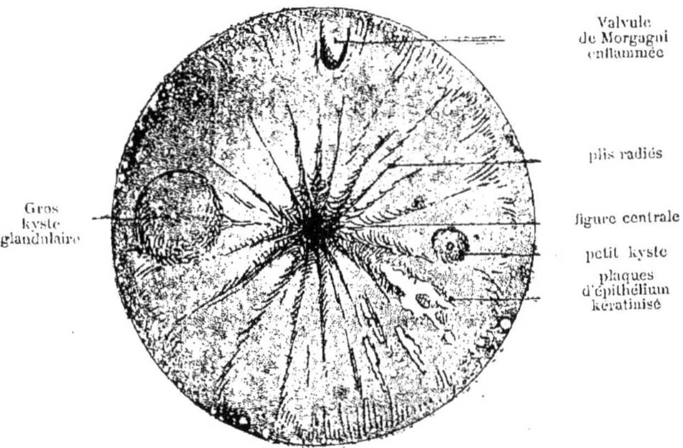

Fig. 3. — Urètre antérieur vu au Luys.

1° *Figure centrale.* — Varie suivant le point examiné
et suivant qu'on tire plus ou moins sur la verge. Avec

Loucoutour

2

une traction légère elle est ovalaire au niveau du gland ; ponctiforme au niveau du pénis ; fente verticale au niveau du bulbe.

2° *Muqueuse.* — Elle présente à considérer :

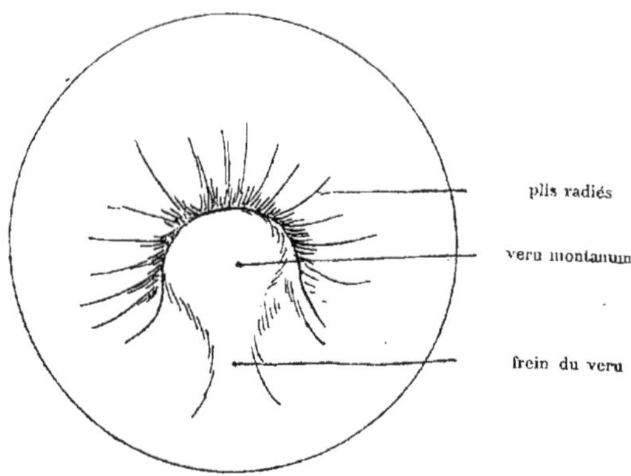

Fig. 4. — Urètre postérieur vu au Luys.

a) Sa surface lisse, brillante, humide, transparente et de couleur rouge pâle avec un éclairage moyen.

b) Ses plis radiés. Ce sont des plis profonds de la muqueuse rayonnant de la figure centrale. Ils traduisent l'élasticité du chorion et ont donc une grande valeur diagnostique. Il y en a de 5 à 10.

c) Ses stries fines de Grünfeld. Ce sont de fines stries radiées rougeâtres se détachant sur un fond plus pâle. Elles traduisent la tonicité muqueuse superficielle dans l'évolution de l'urétrite chronique, elles disparaissent donc toujours avant les plis radiés ; c'est un fait que

j'ai souvent constaté en urétroscopant des malades
arrivés à des degrés différents d'infiltration.

Vue urétroscopique de l'urètre postérieur.

1° *Avec le Luys.* — On peut voir le col vésical, plis
radiés partant d'un point central : puis en retirant peu
à peu l'instrument on découvre le veru qui se profile

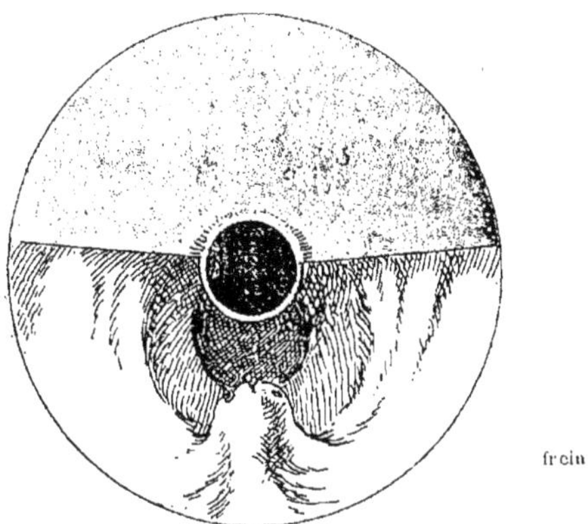

Fig. 5. — Urètre postérieur vu au Goldschmidt.
On voit au sommet du veru, les orifices des canaux éjaculateurs et l'utricule prostatique.

suivant un croissant qui grandit pour décroître ensuite.
Il est rare qu'on puisse distinguer les orifices éjaculateurs et l'utricule.

De ce croissant partent les plis radiés entre lesquels
on voit là aussi les fines stries de Grünfeld. Bientôt on
quitte l'urètre prostatique et on voit l'urètre membraneux : point central avec plis radiés.

2° *Avec le Goldschmidt*. — Cet instrument est bien supérieur au précédent, il permet de voir le col vésical et la saillie plus ou moins accusée des lobes prostatiques, aussi est-il précieux pour diagnostiquer l'hypertrophie de cet organe à son début.

Plus en avant il montre la paroi inférieure de l'urètre prostatique qui on le sait est ici la paroi pathologique tandis que dans l'urètre antérieur c'est la paroi supérieure. On verra très nettement le veru avec les orifices éjaculateurs et l'utricule.

Il existe un Goldschmidt opérateur mais son prix est élevé, son maniement délicat et pour les traitements endoscopiques le Luys recouvre ses droits.

CHAPITRE II

Anatomie pathologique

Les lésions de l'urétrite chronique indiquées par Vajda, ont été étudiées par Neelsen à l'étranger, en France par Baraban. Brissaud et Segond, dans une étude sur l'anatomie pathologique du rétrécissement de l'urètre (*Gazette hebdomadaire de médecine et de chirurgie* du 30 sept. 1881) disaient déjà :

« Sur la muqueuse on trouve des modifications de l'épithélium dont les cellules sont aplaties, dans le chorion, il y a épaississement de cette membrane dont la trame est infiltrée d'un grand nombre de cellules embryonnaires. »

Plus tard Finger sur des coupes faites dans plus de 120 urètres arriva aux mêmes conclusions et traça un tableau complet des lésions anatomo-pathologiques de l'urétrite chronique. En France, Wasserman et Hallé d'abord, Molz ensuite examinant des coupes d'urètres du musée Guyon vinrent confirmer et renforcer les travaux de leurs prédécesseurs.

Je vais résumer rapidement les principales lésions de

l'épithélium, des glandes péri-urétrales et des glandes annexes (glande de Cowper, prostate).

1° *Lésions épithéliales.* — Finger décrit trois types, Motz en décrit cinq.

Ce qu'il faut retenir, c'est la transformation, de la surface vers la profondeur, de l'épithélium cylindrique en épithélium plat stratifié avec épaississement de la basale.

La conséquence dont nous verrons bientôt l'importance, est la diminution parallèle de la perméabilité.

2° *Tissu sous-épithélial.* — Wassermann et Hallé résument ainsi le processus :

« D'abord aiguë, active, caractérisée par une infiltration parvi-cellulaire, la lésion s'organise, les cellules fusiformes apparaissent puis le tissu fibreux et dur se trouve définitivement constitué et recouvert d'un épithélium pathologique.

On distingue un peu schématiquement trois stades :

Premier stade. — Après la période d'inflammation aiguë, les leucocytes diapédésés sous l'épithélium vont se transformer en cellules rondes ou épithélioïdes. Le siège de l'infiltration peut être *superficiel* ou sous-épithélial ou *profond* : péri-canaliculaire ; péri-acineux ; îlots dans le corps spongieux.

En outre il y a dilatation vasculaire qui jointe à l'infiltration soulève la muqueuse la fait bomber dans l'urètre et lui donne à l'urétroscope un aspect boursouflé : c'est l'infiltration molle d'Oberlander.

Deuxième stade. — Transformation des cellules rondes en cellules fusiformes.

Troisième stade. — Transformation des cellules fusiformes en tissu fibreux.

Ce travail d'organisation fibreuse est dû à l'irritation provoquée par la présence du gonocoque dans la profondeur.

De virulence atténuée, il a perdu ses qualités de pyogène, il provoque une diapédèse très lente de leucocytes qui s'organisent petit à petit en tissu fibreux dont la densité s'accroîtra tant que le gonocoque n'aura pas été chassé de ses repaires.

En moyenne c'est de huit à dix ans après la première blennorrhagie que les malades consultent pour leur rétrécissement. Mais il en est de très précoces, un ou deux ans, et de tardifs : vingt à vingt-cinq ans.

3° *Lacunes de Morgagni*. — Leur épithélium subit les mêmes transformations que ci-dessus, gonflées, turgescentes, cratériformes avec des bords très congestionnés à la période d'infiltration molle elles se rétractent et se sclérosent ensuite. Leur orifice peut se boucher et la lacune se transformer en kyste ; il y en a de belles planches dans l'atlas de Luys. Dans les nombreuses urétroscopies que j'ai pratiquées je n'en ai jamais rencontré.

4° *Glandes*. — Elles peuvent rester intactes dans les formes traitées à temps et convenablement.

a) *Lésions propres de la glande*. — Au début catarrhe intense avec leucocytes et gonocoques dans l'acinus, canal perméable. Puis la sécrétion diminue, l'épithélium du canal devient pavimenteux stratifié et les cellules desquamées remplissent l'acinus.

b) *Lésions péri-glandulaires*. — Accompagnent les précédentes, l'infiltration leucocytaire est d'abord péri-canaliculaire puis péri-acineuse avec ses trois stades déjà indiqués. Chaque acinus est finalement transformé en un grain fibreux appréciable au palper sur béniqué.

5° *Corps spongieux*. — Les culs-de-sac glandulaires se terminant presque tous dans le corps spongieux on voit que ses lésions sont l'extension en profondeur des précédentes. Finger le trouve atteint à des degrés variables dans les deux tiers des cas. Les cloisons aréolaires sont épaissies, sclérosées, les vaisseaux sont étouffés et si la sclérose atteint une grande surface l'érection se trouve compromise.

6° *Lésions de l'urètre postérieur*. — Elles ont été bien étudiées par Finger qui les a décrites dans l'article : Die chronische urethritis posterior und die chronische prostatitis (*Arch. für Dermat. und Syph.*, 1893).

a) *Épithélium*. — On trouve les mêmes lésions mais beaucoup plus légères que dans l'urètre antérieur.

b) *Tissu sous-épithélial*. — A l'infiltration s'ajoute une dilatation et une prolifération vasculaire intense. La muqueuse est boursouflée et quelquefois d'aspect polypeux à l'urétroscope. Elle saigne très facilement.

Au niveau du veru, l'évolution vers la sclérose est plus rapide.

c) *Glandes*. — Elles ont les mêmes altérations que celles de l'urètre antérieur.

d) *Prostate*. — Les lésions propres de la glande sont souvent limitées à quelques points. Elles se traduisent par de la prostatorrhée spontanée ou après massage, tantôt catarrhale (aspect normal), tantôt purulente (couleur jaunâtre).

La glande est douloureuse au toucher rectal mais elle peut ne pas être sensiblement plus grosse. L'hypertrophie prostatique est surtout le fait de la prostatite interstitielle qui est rare ici d'après Finger.

e) *Canaux éjaculateurs* et *vésicules séminales*. — L'infiltration péri-canaliculaire peut les comprimer provoquant des éjaculations douloureuses. Endo-canaliculaire et propagée à la vésicule elle se traduit par des éjaculations purulentes ou sanglantes (hémospermie).

Plus tard les progrès de la sclérose peuvent oblitérer les canaux éjaculateurs provoquant l'azoospermie.

Urétroscopie de l'urètre pathologique

L'urétroscope peut nous renseigner sur les lésions épithéliales et sous-épithéliales. Il permet aussi de voir les orifices des lacunes ou des glandes enflammées.

Quant aux lésions profondes, elles seront senties au palper sur béniqué.

Lésions épithéliales. — a) *Récentes*. — La congestion se traduit par une coloration qui varie du rouge vif au cramoisi, on aperçoit par endroits des ulcérations et l'urètre saigne un peu quand on retire le tube.

b) *Anciennes*. — L'épithélium kératinisé a perdu sa transparence, les vaisseaux sous-muqueux sont étouffés par la sclérose ; conséquence : couleur jaunâtre, opaque ;

le mucus et l'urine n'adhèrent plus à cet épithélium corné d'où *disparition du reflet humide.*

Enfin la tonicité de la muqueuse est altérée d'où *disparition des stries fines de Grünfeld.*

Lésions sous-épithéliales. — a) *Récentes.* — Congestion et infiltration molle se traduisent par une coloration rouge vif, la muqueuse bombe dans le champ et les plis radiés sont plus profonds.

b) *Anciennes.* — La sclérose se traduit par la disparition des plis radiés, la figure centrale devenant un entonnoir profond et rigide.

Lésions glandulaires. — En urétroscopant des malades atteints d'écoulement rebelle depuis fort longtemps il m'est arrivé plusieurs fois de découvrir soit des lacunes soit des orifices glandulaires à bords enflammés et d'où le pus sortait. En déposant dans ces orifices avec la pipette de Kollmann une goutte de solution de nitrate d'argent au 1/10, je guéris ainsi en deux ou trois séances, des urétrites qui avaient résisté à de nombreux traitements. Cela justifie le nom de « repaires microbiens de l'urètre » que leur a donné Janet et montre l'importance de l'urétroscopie pour diagnostiquer et guérir des lésions qui éternisent l'urétrite en le réinfectant constamment.

De Keersmaecker disait déjà en 1896 à propos des littrites : « Ce n'est ni la sonde, ni l'explorateur à boules, ni l'examen des urines ou de la goutte matinale qui pourront nous être utiles, à peine le palper dans certains cas. Avec l'urétroscope ces lésions apparaissent comme au grand jour et on peut en suivre l'évolution sans difficulté. » (Rôle des glandes de Littre dans l'urétrite chronique. *Annales des maladies des organes génito-urinaires*, 1896.)

Mon expérience personnelle me permet de souscrire entièrement à cette appréciation.

En résumé :

Coloration rouge intense Reflet humide accentué Plis radiés profonds Striation fine marquée	Diagnostic : *Infiltration molle d'Oberlander.*
Coloration jaunâtre Disparition du reflet humide Disparition des plis radiés Figure centrale en entonnoir	Diagnostic : *Infiltration dure.*

Naturellement entre ces extrêmes il y a tous les intermédiaires. Enfin, selon la rapidité d'évolution plus ou moins grande aux différents points et surtout à cause des autoréinfections, on peut trouver dans un même urètre les deux lésions décrites plus haut, c'est-à-dire des plaques d'infiltration molle, parfois d'aspect bourgeonnant, et des plaques d'infiltration dure avec un épithélium blanc nacré, véritable leucoplasie urétrale.

Certes il faut une assez grande habitude pour distinguer les nuances, car il en est de l'urétroscope comme du microscope. Un œil exercé voit des choses qu'un autre ne distingue pas. Mais cet effort mérite d'être fait car seul un diagnostic précis permettra d'orienter la thérapeutique comme nous le verrons bientôt.

CHAPITRE III

Diagnostic de l'urétrite chronique

La blennorragie est devenue chronique, dit Guyon, « quand la miction et l'érection sont indolores, l'écoulement peu abondant, plus fluide et plus pâle ».

Pour Finger, « c'est la prolongation du stade terminal muco-purulent de l'urétrite aiguë, limitée à des points circonscrits du canal». Si on veut fixer un temps, on peut dire qu'une blennorragie qui a duré plus de six semaines tend à devenir chronique, sans oublier qu'il y a des urétrites chroniques d'emblée chez des malades ayant eu des symptômes aigus très effacés, « un simple échauffement », comme ils disent. Or il y a une différence entre cette blennorragie atténuée et l'urétrite légère provoquée le plus souvent par les excès *in Bacchus et venere*: c'est qu'en dehors de la période d'incubation qui est de trois à cinq jours pour la première et nulle pour la seconde, l'urétrite gonococcique s'éternise, tandis que l'autre guérit en peu de temps et spontanément.

L'interrogatoire fournit en général des renseignements peu précis et on sait seulement que le malade a eu une ou plusieurs blennorragies plus ou moins aiguës et plus ou moins anciennes.

Une goutte apparaît au méat dans la journée ou seulement le matin, quelquefois les lèvres du méat sont accolées par un liquide filant et incolore, enfin il y a dans l'urine des filaments.

Ces symptômes n'ont de valeur que s'ils sont constatés par le médecin.

L'aspect macroscopique des filaments peut déjà être un indice sur la nature de la sécrétion :

Saxe dans (*N.-Y. med. Journal*, 2 mars 1907), les classe en quatre groupes :

Filaments de pus : lourds, opaques, épais, jaunes, friables, tendent à s'agglomérer ;
— muco-pus : translucides, onduleux, gris, aspect visqueux ;
— mucus : transparents, légers, très longs;
— épithéliaux : rarement purs, aspect variable selon nombre des leucocytes.

Je dois avouer que ces nuances sont délicates et qu'après avoir fait un diagnostic de visu comme le conseille Saxe, je me suis souvent aperçu de mon erreur à l'examen microscopique.

A mon avis, le seul caractère qu'il faille retenir est relatif à la densité.

Un filament lourd, qui va au fond : pus domine.

Un filament léger, qui flotte : mucus domine.

On voit combien est vague ce renseignement et combien il est important d'examiner le filament ou la goutte au microscope.

Le diagnostic complet doit répondre à trois questions :

1° Quelle est la flore microbienne de l'urètre ;

2° Quel est le siège de la lésion ;

3° Quelle est sa profondeur.

1° *Flore de l'urètre*. — Cette question sera résolue par le microscope, ou mieux par les cultures sur milieux convenables.

La goutte recueillie aseptiquement après nettoyage parfait du gland dont la flore est si riche, sera étalée en couche très mince sur lamelle.

S'il n'y a que des filaments, on en pêchera un avec l'anse de platine dans l'urine venant d'être émise, car le séjour dans l'urine altère les microbes, et on fera un frottis. Si les filaments sont trop ténus, on centrifugera et étalera un peu du culot. Tout ceci sera fait avec la plus grande asepsie.

On doit faire deux lames.

1° *Coloration simple*, au bleu de méthylène par exemple. Tout est coloré.

2° *Méthode de Gram*, pour différencier le gonocoque ; le gonocoque ne prend pas le Gram.

Je n'insiste pas sur la technique qui est classique mais sur l'absolue nécessité de faire un Gram. Il y a en effet dans l'urètre un diplocoque décrit par Lustgarten et Mannaberg sous le nom de pseudo-gonocoque qui ressemble à s'y méprendre au gonocoque mais qui reste coloré après l'action de la solution de Lugol.

Wormser a même signalé récemment (*Annales des maladies des organes génito-urinaires*, 1910, t. I) un coccus qu'il a nommé micrococcus fallax. C'est un anaérobie facultatif, ayant l'encoche comme le gonocoque et ne gardant pas non plus le Gram. Mais il est extra-leucocytaire.

Nous ne pourrons donc dire gonocoque qu'à trois conditions :

Forme en haricot ;

Situation intra-leucocytaire ;

Décoloration au Gram.

Dans les cas douteux il faudra faire une culture sur gélose sanglante ou sur sérum de Wertheim.

Rudolf Picker, dans un ouvrage récent sur la gonorrhée, insiste beaucoup sur la nécessité de faire un Gram, mais il remplace pour la première coloration, le bleu de méthylène par le liquide de Pappenheim-Kristallowitz dont voici la composition :

Glycérine	20 cc.
Alcool	2 cc. 50
Vert de méthyle. . . .	0 gr. 15
Pyronine	0 gr. 25
Eau phéniquée à 2 %. .	80 cc.

On a les colorations suivantes :

Plasma des leucocytes. . .	Bleu pâle.
Noyaux.	Violet foncé.
Cell-épith	Brun.
Erythrocytes	Rouge cuivre.
Tête des spermatozoïdes. .	Vert brillant.
Bactéries	Rouge vif.

Résultats. — On trouve :

Soit le gonocoque seul, c'est rare ; soit le gonocoque associé à des diplocoques des staphylocoques, des sarcines, etc. ; pas de gonocoques mais les microbes ci-dessus ; pas de microbes du tout.

Dans ce cas il s'agit d'anaérobies ne se colorant pas mais que les cultures révéleraient. Telles sont les conclusions de Jungano qui à bien étudié la flore de l'urètre normal et pathologique : l'urétrite aseptique n'existe pas.

Quant aux leucocytes et aux cellulles épithéliales elles sont plus ou moins abondantes.

Diagnostic du siège. — On a pour l'établir : l'épreuve des deux verres ou l'une de ses variantes :

L'explorateur à boules de Guyon ;

L'urétromètre ;

Le palper ;

L'urétroscopie.

a) *Epreuve des deux verres.* — Le sphincter membraneux divise l'urètre en deux versants :

L'urètre antérieur dont les sécrétions s'écoulent vers le méat ;

L'urètre postérieur dont les sécrétions s'écoulent vers la vessie et s'accumulent au fond.

Si on fait uriner un malade dans deux verres, la première urine venue claire de la vessie balaiera l'urètre antérieur, la deuxième contiendra les sécrétions de l'urètre postérieur qui s'étaient accumulées dans le bas-fond entre deux mictions.

Il est classique de dire :

Le premier verre contient les sécrétions de l'urètre antérieur;

Le deuxième verre contient les sécrétions de l'urètre postérieur.

La principale objection qu'on peut faire à cette méthode si critiquée c'est qu'avec des sécrétions peu abondantes de l'urètre postérieur ne refoulant pas dans la vessie, le premier verre contient toutes les sécrétions tandis que le deuxième verre est clair et on dit à tort : *urétrite antérieure seule.*

On a proposé diverses améliorations à cette méthode, notamment les lavages colorés de Kromayer, etc.

Voici comment je procède pour isoler sûrement les sécrétions des divers segments de l'urètre et des glandes annexes :

Le malade n'a pas uriné depuis deux heures au moins.

1° Lavage de l'urètre antérieur à méat ouvert et basse pression, 50 centimètres d'eau.

L'eau de lavage recueillie dans un verre contient les sécrétions de l'urètre antérieur.

2° Faire uriner le malade dans un verre, on aura les sécrétions de l'urètre postérieur.

3° Remplir le verre avec de l'eau boriquée ou solution d'oxycyanure de Hg faible, masser les glandes de Cowper et bulbaires, l'index dans le rectum, le pouce au périnée comme l'a indiqué Pasteau (Congrès d'urologie, 1906).

Le malade vide la moitié de sa vessie. On a ainsi la sécrétion des glandes de Cowper.

4° Masser la prostate et les vésicules séminales et

Lecoutour　　　　　　　　　3

faire vider la vessie : Ce dernier verre contient la sécrétion de la glande prostatique.

Ensuite on examinera au microscope ces quatre sécrétions comme il a été dit plus haut.

b) *Explorateur à boules.* — Ce merveilleux instrument de Guyon manié délicatement renseignera sur le calibre et la sensibilité de l'urètre aux différents points. En moyenne un 23 charrière doit passer aisément si ce n'est un spasme du sphincter strié qui cédera assez vite et au besoin en remplaçant l'explorateur par un béniqué de même calibre.

L'explorateur révèle les diminutions de calibre, les rugosités, les brides du canal que le talon de l'olive accroche au retour.

c) *Urétromètre.* — Cet instrument dont j'ai indiqué le principe au chapitre concernant l'anatomie et qui sert à mesurer le calibre de l'urètre normal est surtout destiné à apprécier les altérations de l'élasticité des parois de l'urètre. Or, ces altérations de l'élasticité précèdent celles du calibre, elles marquent la première étape de l'infiltration dure : Rétrécissement large d'Otis.

Fig. 6. — Urétromètre d'Otis.

Le canal admet un 23, sans frottement, mais si l'on essaie de le dilater, la main qui tourne la roue éprouve bientôt une résistance et le malade accuse une douleur

assez vive. Toute différente est la sensation obtenue
avec un urètre sain : là, pas de résistance appréciable
jusqu'à des numéros assez élevés (70 béniqué et au-dessus) et si on a eu un temps d'arrêt, le canal élastique a
vite cédé, et on peut pousser plus haut encore la dilatation.

Cet excellent instrument est je crois peu employé en
France et c'est regrettable, je m'en suis souvent servi
et en ai retiré toujours des renseignements très utiles.

L'explorateur à boules de Guyon et l'urétromètre
se complètent heureusement et doivent voisiner dans
l'arsenal d'un urologue.

d) *Palper*. — Se pratique après avoir introduit un
béniqué dans l'urètre comme Motz l'a conseillé en
1903.

Il permet d'apprécier la souplesse du canal, de sentir
ces infiltrations plus ou moins développées sur la longueur, la circonférence ou l'épaisseur de l'urètre, premières étapes du rétrécissement. Il révèle encore les
infiltrats glandulaires et péri-glandulaires, adénites péri-
urétrales de Motz, origine d'après lui des fistules et abcès périnéaux.

Pour les glandes de Cowper, elles seront explorées
selon le procédé de Pasteau indiqué plus haut.

La prostate sera examinée par le toucher rectal mé-
thodique qui renseignera sur la grosseur, la régularité,
la consistance, la sensibilité. Il faut retenir que la prostatite parenchymateuse augmente peu le volume mais
surtout la sensibilité et qu'après massage il s'écoule un
liquide plus ou moins 'aunâtre tandis que le liquide

normal est blanc ; enfin le microscope révélera la présence de leucocytes et de microbes plus ou moins nombreux.

L'augmentation de volume est surtout le fait de la prostatite interstitielle et de la périprostatite, lésions rares dans la blennorragie.

e) *L'urétroscope.* — J'ai montré plus haut l'importance de l'urétroscopie, mais si l'urétroscope est une arme puissante il ne doit pas cependant détrôner l'explorateur à boules et le béniqué qui permettent dans la majorité des cas de faire un bon diagnostic.

Diagnostic de la profondeur. — a) *Par les urines.* — En faisant uriner le malade dans deux verres bien propres, on peut avoir des urines claires ou troubles, avec ou sans filaments.

1° *Urine trouble.* — (On a bien entendu éliminé les phosphates par addition d'acide acétique.)

Elle indique une sécrétion muco-purulente, une lésion inflammatoire assez active avec perméabilité de l'épithélium laissant filtrer microbes et leucocytes : lésion récente ou rechute dans une lésion ancienne.

Si l'épithélium est kératinisé et imperméable on aura des usines claires et rien ne traduira l'inflammation profonde molle encore. Il faudra alors provoquer la desquamation par une instillation de nitrate d'Ag à 1/100.

En colorant avec le liquide de Pappenheim on trouvera des leucocytes, des microbes, des cellules épithéliales en nombre variable, ce qui éclairera le diagnostic.

2° *Filaments.* — Indiquent des lésions glandulaires

avec perméabilité du conduit excréteur : c'est la forme glandulaire de Finger mais on peut avoir des lésions glandulaires sans filaments lorsque le conduit est bouché (f. kystique d'Oberlander). D'où la nécessité de masser sur béniqué pour ouvrir et vider ces kystes.

En résumé :

Symptômes	Diagnostic
1° Urines troubles spontanément......	Infiltration superficielle sans kératinisation.
2° Urines troubles après instillation. a) Pas de microbes, peu de leucocytes, beaucoup de cell. épith.	Kératinisation simple.
b) Beaucoup de microbes et leucocytes avec cellules épithéliales.	Infiltration superficielle avec kératinisation.
3° Filaments spontanés..............	Infiltration glandul. ouverte.
4° Filaments après massage..........	Infiltration glandul. fermée.

En combinant 1, 2, 3 et 4 on pourra dire dans tous les cas la profondeur de la lésion. Si on ajoute l'épreuve des deux verres on aura ainsi le diagnostic du siège et de la profondeur.

b) *Par le palper*. — Le palper sur béniqué nous l'avons déjà vu révèle les infiltrats du chorion ou péri-glandulaires, infiltrats plus ou moins durs et gros suivant l'âge de la lésion.

CHAPITRE IV

Traitement de l'urétrite chronique

Le nombre des méthodes de traitement qu'on a proposées pour guérir l'urétrite chronique est considérable. Chaque jour on voit surgir une variante d'un procédé déjà connu ou un médicament nouveau qui a des propriétés curatrices incomparables !

A l'essai, la variante ne vaut pas mieux que le procédé initial et le médicament nouveau n'a pas les vertus annoncées.

Le premier devoir du médecin après avoir examiné à fond l'urètre de son malade est de lui dire franchement que son traitement sera long. Souvent alors celui-ci courra chez un charlatan pour subir tel ou tel traitement qui guérit en deux ou trois séances les gouttes les plus rebelles ou bien il fera la fortune du pharmacien dont il essaiera en vain tous les produits antigonorrhéiques.

Il reviendra alors faire amende honorable et reconnaître qu'il a été dupé. Que de fois j'ai entendu à Necker, des malades, ouvriers ou modestes employés me dire :

« Voilà des années que je me soigne, j'ai en vain essayé tous les remèdes et dépensé plusieurs centaines de francs. » Ce qui est autrement grave c'est que toutes ces drogues ont délabré l'estomac, irrité l'urètre et ébranlé la confiance du malade qui se croit incurable, passe son temps à tirailler sa verge, à examiner sa goutte et devient souvent neurasthénique.

Enfin, pendant ce temps perdu, la lésion a gagné en profondeur et est devenue plus difficilement curable.

L'erreur qui explique tous ces mécomptes est de croire qu'un urètre asséché est guéri. Il suffit alors de kératiniser l'épithélium par des injections caustiques et astringentes et de donner des balsamiques à l'intérieur. On enferme ainsi les microbes derrière une barrière infranchissable et on empêche les leucocytes de se répandre dans le canal: le malade est guéri ! Hélas pour combien de temps ? Qu'il se produise dans cette barrière une solution de continuité par suite de coïts répétés, d'excès *in Bacchus et venere*, et les microbes vont quitter leur repaire et réinfecter l'urètre: voilà la genèse des rechutes. Tant mieux pour le malade s'il en est ainsi car il verra qu'il n'est pas guéri et reviendra se mettre en de meilleures mains avant que les microbes qui travaillaient dans l'ombre n'aient altéré profondément l'urètre et préparé le rétrécissement futur !

Et quel danger pour la société que ces guérisons superficielles, le malade ne se croit pas contagieux et pratique sans scrupules le coït disséminant le gonocoque ; s'il est marié quel danger pour l'épouse: vaginite, métrite, du col, endométrite, salpingite, hystérectomie, stérilité, tels sont les maux qu'elle devra endurer.

Le mari se croyait guéri, il en résultera dans certains cas entre les époux une suspicion réciproque qui pourra avoir des conséquences morales désastreuses. Tout cela justifie bien ce jugement de Guiard : « Cette affection, considérée longtemps comme très bénigne, très insignifiante et absolument éclipsée par la syphilis a pris de nos jours des proportions telles qu'elle peut rivaliser sous le rapport du pronostic, avec la grande maladie vénérienne. »

Le traitement doit viser un double but :

1° Désinfecter l'urètre en surface et en profondeur.

2° Redonner au canal souplesse et calibre. Tels sont les deux chefs sous lesquels je vais classer les principales méthodes, celles que le temps et l'expérience ont consacrées, enfin je chercherai les indications de chacune d'elles et les résultats que j'en ai obtenus.

Traitement général et médicamenteux

Trop souvent délaissé, ce traitement a cependant une grande importance dans certains cas.

Guyon disait que « l'urétrite est la pierre de touche des diathèses » et vantait le traitement général.

Alimentation et hygiène. — Pas de régime spécial mais éviter tous les excitants et l'alcool en particulier. Pas d'exercices violents. Les douches, frictions sèches et massages seront recommandés. Le coït sera interdit tant qu'il y a du gonocoque. Autrement il ne sera permis que modérément, le malade urinera avant, ou mieux usera du condom.

Médicaments. — On prescrira :

Aux anémiques : le fer, l'arsenic.

Aux lymphatiques et tuberculeux : l'arsenic, l'iode, l'huile de foie de morue, les bains salés.

Aux arthritiques : les alcalins.

Aux neurasthéniques : la strychnine, les glycéro-phosphates.

L'urotropine et ses succédanés, le benzoate de soude qui s'éliminent par l'urine seront indiqués.

Les balsamiques assécheront le canal à la fin lorsque la désinfection aura été faite ; j'ai montré précédemment le danger de leur emploi prématuré.

Dans la classe aisée, le séjour aux eaux sera un adjuvant précieux : on conseillera Luchon, Salies-de-Béarn, Salins aux scrofuleux ; Vichy, Vittel, Aix aux arthritiques ; La Bourboule, le Mont-Dore aux anémiques et tuberculeux.

TRAITEMENT LOCAL

I. — *Lavages.* — Ils réalisent l'antisepsie superficielle et se pratiquent selon la méthode de Janet :

Nettoyer le gland.

Laver l'urètre antérieur à canal ouvert, bock à 0 m. 50.

Remplir la vessie pour faire uriner, bock à 1 mètre.

S'il y a du gonocoque on emploie :

Permanganate de potasse de 1/6000 à 1/1000 ou nitrate d'argent de 1/6000 à 1/1000.

S'il n'y a que des microbes divers :

Sublimé de 1/10000 à 1/20000 ou oxycyanure de Hg. de 1/4000 à 1/8000.

II. — *Injections.* — Faites avec la seringue à gros bec de Janet à méat fermé, elles remplissent l'urètre antérieur. Le malade peut masser le canal pour faire pénétrer le liquide antiseptique dans les glandes, lacunes et conduits.

A garder d'une à cinq minutes.

Les meilleurs médicaments sont les sels d'argent et surtout le nitrate.

Cette méthode qui soustrait le malade au contrôle du médecin peut être dangereuse avec des solutions mal dosées.

III. — *Instillations.* — Excellente méthode due à Guyon. Dans la thèse de Jamin (1883) on trouve des observations très encourageantes. Elles se pratiquent avec l'instillateur à boule de Guyon qui permet de porter au point malade quelques gouttes d'une solution concentrée.

Il vante le nitrate d'argent qui depuis est encore resté le meillleur et le seul employé à Necker.

Nitrate d'argent à 1/100, astringent et antiseptique.

Nitrate d'argent à 1/20 et 1/10, *caustique* : quelques gouttes seulement.

On peut employer aussi les combinaisons organiques de l'argent telles que le protargol, l'argyrol, l'argonine, etc..., qui sont moins douloureuses et qui, ne coagulant pas l'albumine comme le nitrate, pénétreraient plus profondément.

Mais quel que soit le médicament employé, cette méthode ne convient qu'aux formes superficielles récentes et comme je l'ai dit au début de ce travail doivent céder le pas à la dilatation lorsqu'il y a des infiltrations profondes.

IV. — *Pansements à demeure.* — Cette méthode consiste à prolonger l'action du médicament, c'est en somme une injection de longue durée.

Le médicament est incorporé à un excipient variable, eau, vaseline, lanoline, huile, glycérine, beurre de cacao

ou même à une poudre inerte (méthode des insufflations).

Bougies de Unna. — Iodoforme 0,50
Ou bien tanin 0,20
Ou bien nitrate d'argent. 0,05
Beurre de cacao . . . Q. S.

Pour un suppositoire de 10 centimètres de long.
La bougie fondait dans l'urètre et le malade n'uri-
nait que deux heures après.

Pommades. — Dittel poussait à l'aide d'une sonde
creuse et d'un mandrin spécial une pommade iodofor-
mée. Tommasoli injectait avec une seringue courbe
munie d'un piston articulé, ce qui permettait d'agir sur
l'urètre postérieur, la pommade ci-dessous très vantée
par Finger.

Nitrate d'argent. 1
Huile d'olive. 5
Lanoline 95

La lanoline a un pouvoir diffusif considérable et Finger a retrouvé les médicaments dans l'urine deux jours
après l'injection.

Janet a fait construire un cathéter cannelé grâce au-
quel on peut introduire une pommade.

Solutions. — Motz a remis cette méthode en honneur
en 1903. Il emploie suivant la tolérance du canal
trois solutions :

Médicaments	Sol. faible	Sol. moyenne	Sol. forte
	gr.	*gr.*	*gr.*
Hermophényl............	0,50	0,75	1
Protargol................	0,50	0,75	1
Glycérine...............	30	id.	id.
Cocaïne.................	1	id.	id.
Eau distillée............	1 litre	id.	id.

La glycérine ramollit l'épithélium.

Le protargol favorise la desquamation, active la diapédèse et permet la pénétration des antiseptiques.

L'hermophényl qui est un mercure disulfonate de soude est aussi antiseptique que le sublimé, pas irritant et très pénétrant car il ne coagule pas l'albumine du protoplasma.

Le malade ayant uriné, on injecte dans l'urètre à méat fermé 5 centimètres cubes de la solution, puis on lie doucement la base de l'urètre au préalable entourée de coton. Garder deux ou trois heures.

Motz a signalé au Congrès d'urologie en 1903 les heureux résultats de cette méthode et précisé ses indications.

Mèches à demeure. — Nous avons expérimenté, le Dr Papin et moi, cette méthode qui consiste à mettre dans l'urètre une mèche cylindrique analogue aux mèches de lampe pigeon, enduite d'une pommade ou d'une solution médicamenteuse. L'introduction se fait aisément avec le tube urétroscopique qu'on retire ensuite. L'extrémité externe de la mèche porte un fil qui permet de la retirer. La mèche mise le soir après que le malade vient d'uriner, ne sera enlevée que pour la miction suivante.

Nous avons eu de très bons résultats avec la glycérine iodée.

La thiosinamine malgré ses propriétés kératolyti-
ques ne nous a pas donné de résultats encourageants.
Pour qu'elle agisse, il faudrait aller l'injecter en plein
tissu fibreux.

Peut-être qu'en mettant la mèche après avoir fait des
scarifications de la plaque à détruire, on serait plus heureux?

V. — *Ionisation médicamenteuse*. — C'est l'application à l'urètre, de la méthode générale de pénétration
des médicaments par la peau ou les muqueuses sous
l'action du courant électrique.

La solution et l'électrode active étant dans l'urètre,
l'électrode indifférente en un point quelconque de la
peau, on fait alors passer le courant. Si on a employé
le nitrate d'argent, il sera décomposé en ses deux ions :

Ag ou ion électropositif ou cathion ira au pôle — ;
AzO^3 ou ion électronégatif ou anion ira au pôle +.

Le pôle (+) sera mis en communication avec une
lame d'argent entourant la sonde (Minet) AzO^3 s'y por-
tera et reformera, AzO^3Ag maintenant constant le ti-
tre de la solution. Ag se dirigeant vers le pôle (—) mis
sur la peau pénétrera dans l'urètre plus ou moins profondément seîon l'intensité et le temps.

Desnos et Minet qui ont beaucoup employé cette méthode en France s'en montrent peu enthousiastes ; ils se
servent de nitrate d'argent et font passer 10 milliampères pendant dix à quinze minutes.

Par contre, Melun de Bucarest qui a fait construire

une sonde spéciale signale trois observations très favorables (*Ann. génit.-urin.*, 1907); Picheral se sert d'un béniqué de zinc et comme solution électrolytique de SO⁴ Zn à 5 °/₀ (6 observations favorables).

Récemment, Maringer (*Ann. génit.-urin.*, 1910) signale de bons résultats obtenus avec l'acide salicylique à 1/200.

Je n'ai pas d'expérience personnelle de cette méthode sur laquelle un jugement serait actuellement prématuré.

VI. — *Ionisation non médicamenteuse ou dilatation électrolytique ou électrolyse circulaire.* — Voilà une méthode excellente qui est en train de conquérir une des premières places dans le traitement de l'urétrite chronique.

Un béniqué passant à frottement léger est introduit dans l'urètre puis relié au pôle (—). Le (+) étant sur la peau on fait passer un courant de 5 à 10 milliampères pendant cinq à dix minutes.

Le NaCl des tissus se décompose en : Na ou cathion qui se porte au pôle (—), c'est-à-dire à la surface du béniqué et par suite, de la muqueuse; Cl ou anion qui se porte vers le pôle (+), c'est-à-dire pénètre dans la paroi.

L'ion Na en se combinant avec H²O donne naissance à la soude NaOH qui ramollit les tissus et permet le passage d'un béniqué plus gros.

Cette méthode rend donc plus facile et plus rapide la dilatation d'où le nom de dilatation électrolytique.

Mais il y a plus, sous l'action du courant la circulation est activée et on obtient une résorption rapide des infiltrats.

Découverte par Mallez en France puis vulgarisée en Amérique par Newmann elle a été chaudement défendue chez nous par Desnos qui résume ainsi ses vingt ans de pratique : « Plusieurs malades que j'ai suivis depuis douze, quinze, vingt ans et qui avaient lutté contre des rétrécissements indurés conservent depuis ce moment, non seulement un calibre large mais surtout des parois lisses sans ressaut, sans urétrite. »

Cette méthode mal employée par des charlatans ignorant les lois de l'électricité avec des intensités élevées ayant une action caustique a été vivement attaquée. Mais aujourd'hui elle est classique et le Dr Courtade la pratique journellement à Necker.

VII. — *Dilatation simple.* — Tillaux écrivait déjà il y a plus de trente ans dans son *Anatomie topographique :* « Il est remarquable de voir la blennorragie et tout son ensemble morbide disparaître à la suite du passage de quelques gros béniqués. » La dilatation se pratique avec des bougies de gomme ou mieux avec béniqués. A la terrasse de Necker on se sert de bougies jusqu'aux n°s 20 à 22 Charrière puis on continue au béniqué.

Chaque béniqué est laissé trois à cinq minutes ; les glandes se vident, la circulation est activée et les infiltrats résorbés. On doit aller lentement et ne passer que deux ou trois numéros par séance, deux ou trois séances par semaine.

S'il n'y a que des infiltrations de l'urètre antérieur il vaut mieux employer des béniqués droits.

VIII. — *Dilatation avec massage.* — Elle a été préconisée par Motz à l'Association française d'urologie (1901) et est devenue classique. Elle complète la dilatation en vidant complètement les glandes.

Je passe volontairement sous silence différents instruments destinés à masser intérieurement l'urètre ; ils ne valent pas le massage de Motz qui écrase les glandes sur un plan résistant.

IX. — *Dilatation avec lavage antiseptique.* — Jeanbrau a fait construire un béniqué cannelé, creux et percé de trous. On fait passer un courant tiède qui entraîne le pus exprimé par le massage simultané.

Les résultats sont consignés dans la thèse de Fournier (Massage de l'urètre sous la douche. Montpellier, 1909).

Mais dans les observations il emploie successivement avec son instrument le béniqué ordinaire, le Kollmann, les massages, de sorte qu'on ne peut savoir la part qui revient à cette méthode dans la guérison.

X. — *Dilatation mécanique.* — Oberlander et Kollmann ont imaginé des instruments qui permettent de dilater l'urètre sans sectionner ou dilater le méat, ce qui est nécessaire quand on emploie les béniqués. Et quelle méatotomie large il faudrait pratiquer pour pouvoir passer un 70 béniqué !

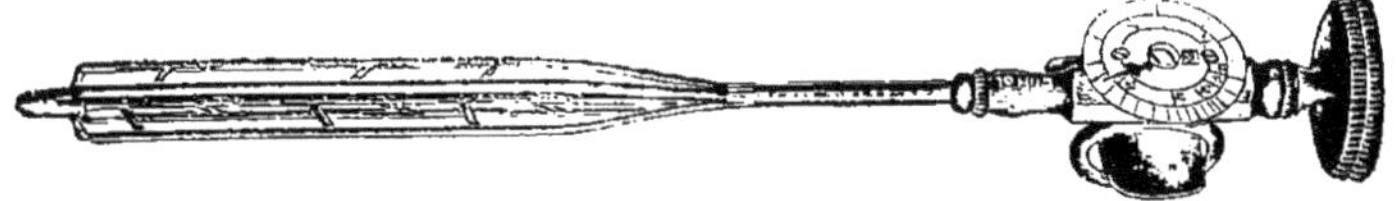

Fig. 7. — Dilatateur de Kollmann droit.

L'instrument de Kollmann est le plus employé en

France ; j'en ai acquis une certaine expérience et lui dois de très bons résultats.

a) *Instruments*. — Il en existe un droit pour l'urètre antérieur, une courbe pour l'urètre postérieur.

Chaque instrument se compose de quatre branches qu'on peut écarter à l'aide d'une roue. Une aiguille tournant devant un cadran gradué en degrés Charrière indique la dilatation. L'instrument fermé mesure 19 à 22 Charrière selon les constructeurs, et peut donc passer dans tous les méats normaux.

La stérilisation sera faite dans l'eau bouillante après savonnage et brossage.

b) *Technique*. — L'instrument introduit fermé est ouvert jusqu'à ce que la roue traduise à la main la résistance du canal, le malade a la sensation de cette tension mais ne souffre pas. On s'arrête, le malade tient l'instrument de la main droite, la verge de la gauche.

Après deux ou trois minutes, le canal a cédé et on peut monter de un demi ou un numéro, nouvelle résistance, nouvel arrêt etc. En règle générale on montera de 2° par séance jusqu'à 60° puis de 1° au-dessus de 60.

Le lendemain il y aura une réaction assez vive du canal, écoulement abondant et un peu de brûlure à la miction, réaction qui disparaîtra le surlendemain et dont il faudra avertir le malade.

On fera une ou deux séances par semaine et après chaque séance un lavage chaud à l'oxycyanure ou permanganate selon la flore. Entre deux séances on pourra faire un grand lavage ou une instillation.

c) *Précautions et accidents*. — Il faudra s'assurer que

l'instrument est doux et traduit bien à la main les pres-
sions, sinon nettoyer les engrenages, puis, dilater très
lentement sous peine de déchirer l'urètre. Presque toujours le liquide qui sort après retrait de l'instrument
est très légèrement rosé, c'est l'indice de petites déchirures superficielles, déchirures nécessaires à la diapédèse et à la résorption des exsudats. Mais il faut éviter
l'urétrorragie. Il suffit pour cela d'aller doucement et
de s'arrêter dès la plus légère douleur.

J'ai employé des centaines de fois le Kollmann et
puis affirmer que mes malades n'ont jamais souffert ni
jamais saigné.

Cela est si vrai que des malades qu'on avait dilatés
au Kollmann en faisaient de tels éloges à leurs voisins
dilatés aux béniqués que bientôt tout le monde deman-
dait le Kollmann !

Aussi, on peut affirmer que ceux qui le taxent de
« dangereux et douloureux » ne l'ont jamais employé
ou ne savent pas s'en servir et Fraisse dans son récent
traité sur la gonorrhée chronique a pu dire avec quelque exagération il est vrai :

« Le dilatateur de Kollmann est une des plus belles
conquêtes urologiques des vingt dernières années. Il
mérite de prendre place à côté du cystoscope de Nitze
et de l'urétroscope de Valentine. »

XI.— *Faradisation.* — On sait que le courant faradique
agit en produisant des contractions musculaires à chaque variation de l'induit. Ces contractions sont visibles
sous la peau avec les muscles striés et le malade en a
conscience. Pour les muscles laissés, elles sont vermi-

culaires et le malade ne les sent pas, si ce n'est une légère cuisson.

Or autour de l'urètre, sous le chorion muqueux se trouvent quelques fibres lisses, de plus, la peau du pénis est profondément tapissée par un manchon de fibres lisses, le dartos pénien, prolongement du dartos des bourses, enfin il y a le bulbo-caverneux, muscle strié qui enserre le bulbe.

Est-ce en provoquant la contraction de ces muscles ou par un phénomène tonique mystérieux qu'agit le courant faradique, on ne saurait le dire, mais toujours est-il que j'en ai obtenu souvent de bons résultats notamment dans deux cas très nets.

La vessie garnie, un béniqué mis dans l'urètre on relie ce béniqué au pôle (+) ou (—). Cela importe peu puisque les deux quantités induites + et — étant égales il n'y a pas de transport d'électricité d'un pôle à l'autre et par suite d'électrolyse. L'autre pôle est relié à une large électrode placée sur la cuisse ou au périnée.

On aura deux bobines, l'une à fil fin et long, l'autre à fil gros et court selon la tolérance du malade. L'appareil sera muni d'un trembleur lent et on fera trois ou quatre intermittences à la seconde. Durée de la séance dix minutes.

Lorsqu'on retire le béniqué il s'écoule au méat une sécrétion abondante indiquant qu'il y a bien eu massage des glandes et on trouve dans l'urine des filaments aussi nets qu'après massage sur béniqué.

Cette méthode a l'avantage d'être moins traumatisante pour l'urètre que le massage sur béniqué. Elle convient dans les formes assez récentes, quand il y a encore des gonocoques alors que les massages sur béniqué seraient douloureux et pourraient, en faisant des éraillures dans la muqueuse, amener des réinoculations. Je ne crois pas que cette méthode ait été beaucoup essayée en France mais elle mérite de l'être.

XII. — *Massage des glandes annexes.* — *a*) Bulbo-urétrales. Le malade massera lui-même son périnée.

b) Glandes de Cowper. J'ai déjà indiqué la méthode de Pasteau.

c) Prostate. La vessie étant garnie, la prostate sera massée méthodiquement pendant une à deux minutes, doucement d'abord puis un peu plus fort. On peut même masser après avoir introduit un béniqué de façon à comprimer la glande sur une surface résistante.

XIII. — *Application de la méthode de Bier dans l'urètre.* — On fait le vide à l'aide d'un tube creux percé de trous introduit dans l'urètre et mis en communication avec une trompe à eau. Les glandes sont vidées par aspiration et en outre l'hyperhémie intense amène la résorption des exsudats. Un manomètre indique la pression qui doit varier selon l'état de l'urètre dont il faudra tâter la susceptibilité. Le malade ne doit pas souffrir et l'urètre ne doit pas saigner. L'aspiration durera dix minutes et on injectera à la fois avec une poire s'adaptant au tube, de l'eau oxygénée au 1/3. Cette méthode a été pratiquée par Dreuw. Mon ami le Dr Bronner et moi l'avons essayée et en avons obtenu d'assez bons résultats.

XIV. — *Traitements locaux avec ou sans urétroscope.*
— On recherchera au pourtour du méat et dans la fosse

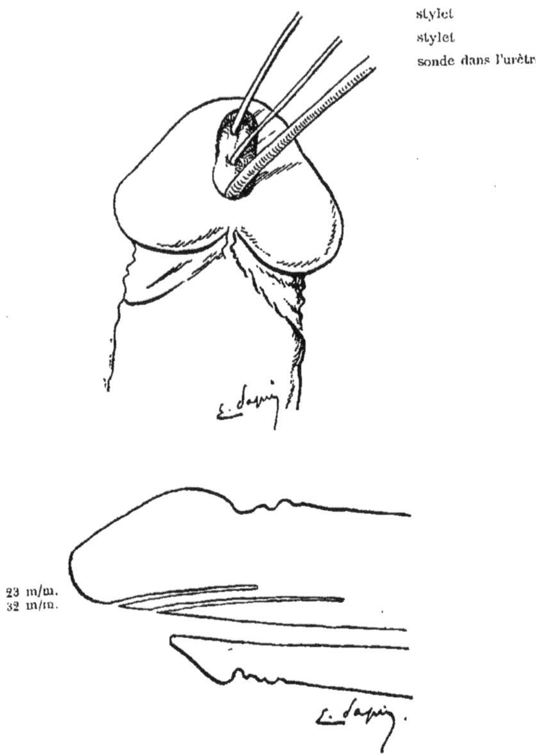

Fig. 8. — Diverticules de l'urètre (Obs. 13).
Léger degré d'hypospadias.

naviculaire les orifices de diverticules anormaux. Il faudra surtout y penser si le méat est plus ou moins hypospade et dans les cas d'urétrite rebelle et récidivante. Je dois à l'obligeance du Dr Papin une belle observation inédite dans laquelle le malade ne guérit qu'après section de deux longs trajets avec le trajectotome de Janet, trajets qui débouchaient dans la fosse naviculaire et d'où on pouvait faire sourdre du pus.

Pour les diverticules situés plus en arrière ainsi que pour les glandes ou lacunes enflammées il faudra les rechercher à l'urétroscope.

La lésion découverte on sectionnera les brides avec de fins scalpels ou avec de fins ciseaux. Les glandes et lacunes seront électrolysées ou cautérisées soit avec le fin cautère de Luys soit avec une solution de nitrate d'argent au 1/10 portée d'une façon précise sous le contrôle de la vue dans l'orifice enflammé.

Enfin, il est une vieille méthode que la pratique courante de l'urétroscopie devra remettre en honneur : c'est la méthode des insufflations médicamenteuses.

Mallez avait fait construire à cet effet une sonde spéciale, et Berdal dit avoir obtenu de bons résultats avec ce procédé.

Aujourd'hui, nous pouvons faire mieux et, grâce à l'urétroscope, agir sous le contrôle de la vue.

Le tube urétroscopique étant braqué sur la lésion celle-ci bombera dans le champ et on projettera dessus d'une façon précise avec une poire munie d'un long tube perforé au bout, un peu de poudre médicamenteuse. On peut employer l'oxyde de zinc, l'iodoforme, le tanin, etc., dilués dans une poudre inerte, C'est un véritable pansement sec du point malade : plaque congestive, ulcération, orifice glandulaire ou lacunaire enflammé.

Avec un peu de pratique et de patience, on arrive à pratiquer avec adresse ces petites interventions endourétrales sans lesquelles on ne saurait atteindre certains repaires tout à fait localisés et dont la présence explique ces urétrites « rebelles et récidivantes ».

XV. — *Vaccinothérapie.* — Wright a le premier cherché à appliquer au gonocoque la méthode générale des vaccins. Les cultures de gonocoque autogènes ou hétérogènes sont chauffées à 60° pendant dix minutes : le gonocoque meurt mais les protéines conservent leur pouvoir immunisant.

Ces cultures chauffées sont inoculées à doses très faibles déterminées par les variations de l'index opsonique. On sait que l'index est le rapport entre le pouvoir phagocytaire du sérum d'un individu sain à celui du malade.

Après une vaccination il y a d'abord abaissement de l'index (phase négative) qui dure un ou deux jours, puis une élévation. Lorsque cette élévation reste stationnaire, Wright conseille une nouvelle injection.

On voit que cette méthode ne peut être entreprise que par un bactériologiste éprouvé.

Si on ajoute que comme la tuberculine elle n'est pas exempte de dangers et qu'en outre ses résultats sont peu brillants on comprend qu'elle n'ait pour l'instant guère de faveur.

XVI. — *Traitement par la pyocyanase.* — Je veux

enfin dire un mot de cette méthode basée sur l'antagonisme du gonocoque et du bacille pyocyanique.

Emmerich et Low pensent que cette action est due à une substance de la catégorie des enzymes qu'ils nomment pyocyanase.

La pyocyanase a été employée par Escherich dans la méningite cérébro-spinale puis sans succès par Krausz et Goosz dans la gonococcie. Recommandée à nouveau par Emmerich dans la diphtérie et la gonococcie, Sellic l'a expérimentée et a résumé ses recherches (*Zeitschrift für urologie*, 1909, fascic. 3).

Les cultures sur agar diluées dans du sérum ou encore les cultures sur bouillon après avoir été chauffées à 98° ont un pouvoir bactéricide manifeste *in vitro*. Les résultats *in vivo* dans la gonococcie aiguë ou chronique n'ont pas été meilleurs qu'avec le vaccin de Wright.

INDICATIONS DU TRAITEMENT

Me voici arrivé au point le plus délicat mais aussi le plus important de ma tâche : faire un choix rationnel parmi les nombreuses méthodes décrites.

J'ai beaucoup insisté à dessein sur l'anatomie pathologique de l'urétrite chronique et en suivant pas à pas ce fil d'Ariane, j'espère sans trop d'obstacles arriver au but.

Il y a deux choses à considérer dans une urétrite chronique :

1° Les microbes;

2° Les infiltrats à des stades plus ou moins avancés.

Nous aurons pour lutter contre ces deux ennemis des armes différentes.

1° *Antisepsie de l'urètre et des glandes annexes.* — Les microbes sont-ils superficiels, les glandes péri-urétrales et annexes indemnes, l'épithélium encore perméable? (cas très récents). Alors, les lavages, injections et instillations qui agissent en surface seront à employer :

S'il y a du gonocoque : Permanganate ou nitrate d'argent ;

S'il n'y a pas de gonocoques : Sublimé ou oxycyanure de Hg ;

S'il y a infection mixte, on pourra alterner les lavages ci-dessus ou mélanger les deux solutions.

Mais, si l'épithélium est épaissi, imperméable, kératinisé par des injections caustiques maladroites faites à la période aiguë il ne faut plus compter sur les moyens précédents. D'ailleurs dans ce cas l'écoulement est tari et le malade paraît guéri. Ces fausses guérisons dont j'ai montré le danger seront démasquées par la triple épreuve de Janet (bière, coït, instillation). On devra ici mettre en œuvre le pansement à demeure sous l'une ou l'autre de ses modalités et de préférence celui de Motz ou encore la solution iodo-iodurée.

Enfin, si les différents massages pratiqués avec méthode et suivis des examens au microscope indiquent que les glandes péri-urétrales, les glandes de Cowper et la prostate sont infectées, les massages à l'instant arme de diagnostic vont devenir la meilleure arme de traitement.

On pourra aussi à cette période employer les dila-

lateurs à branches, type Kollmann, qui favorisent la diapédèse et contribuent ainsi à l'antisepsie.

La présence des microbes dans la profondeur dès la
période subaiguë est donc une indication à la dilatation
et non une contre-indication comme on l'a longtemps
soutenu.

2° *Traitement des infiltrats*. — Au début, alors que
l'infiltration est constituée par des leucocytes mobiles
et résorbables spontanément, en faisant l'asepsie du canal on favorisera cette résorption car sans microbes,
les leucocytes n'auront plus leur raison d'être.

Alors les instillations si l'épithélium est sain, les
pansements à demeure s'il est kératinisé, seront encore
indiqués.

Mais cette période est éphémère et bientôt les leucocytes devenant fixes vont s'organiser progressivement
en cellules rondes, cellules fusiformes et enfin tissu
fibreux. Dès lors, il ne faut plus compter sur une résorption spontanée, il va falloir attaquer les infiltrats,
les ramollir, les dissoudre.

C'est là le triomphe des différents massages, des dilatations aux béniqués ou au Kollmann avec une men-
tion spéciale pour l'ionisation simple qui est plus rapide,
pas douloureuse et n'expose pas aux récidives. Desnos
l'affirme après vingt ans d'expérience.

Enfin dans les cas où les malades se présentent pour
la première fois avec des rétrécissements serrés et inex-
tensibles, avec des troubles de l'état général, fièvre, lan-
gue sèche, troubles gastriques, il importe de redonner

vite au canal un bon calibre car une vessie distendue et infectée est une menace pour le rein.

On aura le choix entre l'urétrotomie interne et l'electrolyse linéaire de Fort.

Cette dernière fait la fortune des charlatans qui, voulant tenir leur promesse de guérir en une séance, d'abord, veulent passer à tout prix ce qui est toujours possible avec de hautes intensités (action caustique) ; ensuite ils négligent d'inviter leur malade à venir se faire dilater jusqu'au 50 béniqué au moins et cela ne se fait pas en un jour ! Conséquence : quelquefois hémorragie immédiate, le plus souvent secondaire à la chute de l'escarre, toujours récidive à brève échéance.

Pourtant, cette méthode bien appliquée est excellente. Il ne faut pas dépasser 10 milliampères pendant deux minutes et en cas d'échec faire l'urétrotomie interne, enfin prévenir le malade que sans dilatation c'est la récidive prochaine.

Ses avantages sur l'urétrotomie sont qu'avec elle : pas de douleur, pas d'hémorragie, pas de sonde à demeure qui immobilise le malade pendant quelque temps.

Perrin de Lausanne remarquant que les infiltrats ne sont pas forcément situés à la face supérieure de l'urètre sectionne les brides et noyaux fibreux sous le contrôle de l'urétroscope avec de longs et fins couteaux ; il fait plusieurs sections linéaires parallèles à l'axe : c'est la stricturotomie endoscopique. Dilatation consécutive bien entendu.

Signes de la guérison.—Les secrétions des différents points de l'urètre et des glandes seront examinées et le malade urétroscopé une fois par mois au moins. Les résultats de l'examen seront inscrits sur un carton portant des schémas de l'arbre urinaire comme ceux employés à Necker par exemple. Sans cette précaution on ne pourra juger sûrement des progrès réalisés au point de vue asepsie, calibre, souplesse du canal.

Quand saura-t-on que le malade est guéri ? Trois conditions s'imposent :

1° *L'urètre doit être aseptique.* — Pour éclairer ce point on soumettra le malade à la triple épreuve de Janet :

a) Boire beaucoup de bière.

b) Pratiquer des coïts répétés (avec un condom).

c) Instillation de nitrate d'Ag le lendemain.

La goutte qui manque rarement après cette épreuve sera recueillie et examinée. On recueillera et examinera aussi les sécrétions des glandes de Cowper et de la prostate après massage. Toutes ces sécrétions doivent être indemnes de gonocoque, on ne doit y trouver que peu ou pas d'autres microbes, très peu de leucocytes et des cellules épithéliales en nombre variable. Comme on le voit c'est une asepsie relative qu'on demande mais si on trouve un seul couple de gonocoques le malade n'est pas guéri.

2° *L'urètre doit être souple et bien calibré.* — L'explorateur à boules de Guyon ou le béniqué nous renseigneront sur le calibre. Si avec un explorateur n° 23 charrière le talon n'accroche pas au retour, s'il n'y a pas de ressaut appréciable et si on peut passer à frottement doux sans douleur un béniqué 50, on est sûr du calibre. J'ai déjà dit que cela ne suffit pas et qu'il faut éprouver aussi l'élasticité. Ce sera on le sait le rôle de l'urétromètre.

Enfin l'urétroscope montrera :

Une muqueuse presque aussi rosée et humide qu'à l'état normal avec réapparition des fines stries de Grünfeld et l'absence d'orifices glandulaires et lacunaires enflammés ;

Une sous-muqueuse, presque aussi élastique qu'à l'état sain ce qui se traduira on le sait par la réapparition des plis radiés (4 ou 5) et une figure centrale normale.

3° *Les glandes annexes doivent être intactes.* — Aseptiques d'abord nous l'avons vu au 1° mais en outre de volume et de consistance normaux. Cela est surtout important pour la prostate car une prostate dure, bosselée, est un obstacle à l'écoulement de l'urine tout comme un rétrécissement de l'urètre antérieur.

Lorsque le malade aura satisfait à ces trois conditions, en particulier à la première qui engage la conscience du médecin, il faudra lui recommander de venir tous les ans faire examiner son canal au point de vue calibre et souplesse : c'est prudent sinon nécessaire.

OBSERVATIONS

Observation I (due à l'obligeance de M. le Dr Papiu)

M. R..., 28 ans.

Première blennorragie il.y a trois ans, soignée en Russie
par des lavages : guérison apparente, rechute il y a dix-huit
mois soignée par lavages, instillations, puis dilatation au béniqué qui détermine une crise de cystite aiguë.

Le malade est vu pour la première fois par moi à cette
époque. Repos au lit, urotropine, lavages vésicaux au permanganate faible (1 p. 6.000) avec une sonde. Guérison de la
cystite. Il persiste une goutte qui contient des gonocoques.
Lavages deux fois par jour au permanganate à 1 p. 6.000
pendant trois semaines. Instillations au nitrate d'argent.

Le malade est obligé de partir, non guéri. Pendant son
absence il fait plus ou moins régulièrement des lavages au permanganate. Au retour goutte quotidienne contenant des gonocoques. Lavages au permanganate, deux fois par jour pendant un mois, disparition du gonocoque. Instillations au nitrate
d'argent, puis dilatation de l'urètre et massage sur béniqué
trois fois par semaine pendant deux mois. Disparition complète
de la goutte. Epreuves de Janet, bière, coït ne donnent rien.
Le nitrate d'argent donne une leucocytose abondante sans
microbes. Guérison complète maintenue depuis. Revu à plu-

sieurs reprises : pas de goutte, pas d'humidité du canal, rares filaments aseptiques.

Observation II

M. A..., 26 ans.

Première blennorragie il y a dix ans, depuis série de rechutes innombrables, une quinzaine environ. Soigné par plusieurs médecins de diverses manières, a toujours cessé le traitement dès que l'amélioration était évidente. Au premier examen, grosse prostatite purulente. Massage léger, très douloureux, ramène du pus abondant par l'urètre. Repos. Lavements et suppositoires ; tous les deux jours, légers massages de la prostate.

Guérison de la prostatite aiguë. Goutte persistante contenant du gonocoque. Lavages au permanganate à 1 p. 6.000 pendant un mois : puis massages de la prostate et de l'urètre sur béniqué pendant quatre mois. Guérison complète après épreuve de Janet. Il persiste de rares filaments aseptiques. Guéri depuis un an ; se livre à tous les excès imaginables ; pas de récidive.

Observation III

M. N..., 18 ans, étudiant.

Première blennorragie, traitée par les grands lavages : sans succès.

Vu au bout de quatre mois : il y a toujours une goutte qui contient du gonocoque.

A l'examen, légère infiltration de l'urètre antérieur.

Série d'instillations au nitrate d'argent, puis dilatation au

béniqué avec massage, alternant avec la dilatation au Kolmann jusqu'au n°75.

Après deux mois de traitement : épreuves de Janet : les
gonocoques reparaissent. Il a fallu trois séries de deux mois
de traitement à trois séances par semaine pour obtenir la
guérison. Épreuves de Janet négatives. Il reste de rares filaments aseptiques. Urétroscopie. Muqueuse souple avec ses
plis et ses stries. Coloration et reflets normaux.

Observation IV

M. M..., 27 ans.

Première blennorragie il y a quatre ans : soignée par les
lavages et les instillations au nitrate d'argent. Guérison, pas
d'épreuves. Rechute un an après. Lavages, instillations, dilatation. Il persiste une goutte.

En janvier 1911, rechute aiguë ; je vois le malade, gonocoque abondant : un mois de lavages, la goutte ne contient pas
de gonocoques, mais une instillation de nitrate d'argent les
fait apparaître. Nouvelle série de lavages, puis instillations au
nitrate d'argent. La goutte persiste ainsi que d'abondants filaments et de temps à autre au cours de la dilatation et du
massage on retrouve des gonocoques.

Le massage donne une abondante sécrétion, l'urètre est
épaissi, sans infiltrations granuleuses.

Traitement. -- Pansements à demeure à la glycérine iodée. Il n'y a plus de goutte, il reste seulement quelques filaments ne contenant plus de gonocoques.

Observation V

M. B..., employé de commerce, 22 ans.

Première blennorragie il y a un an, soignée par un pharmacien à l'aide d'injections et de santal. Disparition de la goutte en deux mois. Une promenade à bicyclette la ramène. Le malade souffre au niveau du périnée et vient consulter à Necker où je l'examine avec M. le Dr Papin, chef de clinique.

La douleur attire notre attention et le palper bidigital de Pasteau permet de porter le diagnostic de cowpérite gauche. Le pus ramené par massage contient de nombreux gonocoques et beaucoup de leucocytes. L'urètre présente de l'infiltration molle révélée par un trouble muqueux des urines et l'examen urétroscopique : muqueuse gonflée, rouge, luisante ; on voit l'orifice de la glande de Cowper par où le pus sourd sous la pression du tube.

Traitement. — Grands lavages au permanganate, massage sur béniqué et massage de la glande de Cowper trois fois par semaine.

Trois mois après, la cowpérite est guérie mais l'urine contient encore quelques filaments aseptiques : Epreuve de Janet : ramène le gonocoque. Alors urétroscopie : montre deux lacunes de Morgagni enflammées dans la portion spongieuse. Attouchement à l'urétroscope avec nitrate d'argent au 1/10.

Après trois applications, disparition des filaments.

Triple épreuve de Janet, négative. Malade guéri.

Observation VI

M. A..., 21 ans, étudiant en droit.

Première blennorragie il y a trois mois. Traitée par les

grands lavages et les instillations. Goutte persiste. Je vois le malade.

Examen de la goutte. Gonocoques rares, leucocytes assez abondants.

Urines troubles avec filaments dans le premier verre. Urétroscopie : infiltration molle. Pas de lésions locales. Prostate et glandes de Cowper intactes.

Traitement. — Grands lavages au permanganate puis dilatation et massages sur béniqué après méatotomie, l'introduction du 40 étant douloureuse. La dilatation est poussée jusqu'au 54 béniqué. Alors j'emploie le Kollmann et monte d'emblée au n° 62 sans éveiller la moindre douleur.

En 10 séances j'atteins le n° 84. Disparition de la goutte et des filaments. Epreuves de Janet négative.

Guérison maintenue depuis quatre mois.

Observation VII

M. E..., 29 ans, ingénieur.

Première blennorrhagie il y a cinq ans. Mal guérie. Nombreuses rechutes.

A l'examen : Urines claires avec filaments aseptiques dans les deux verres. Nombreuses adénites très dures au palper sur béniqué. Calibre : un explorateur 23 passe à frottement dur en deux points de la portion spongieuse. Elasticité, explorée à l'urétromètre, diminuée. Urétroscopie : muqueuse pâle, kératinisée par places. Trois plis radiés, figure centrale en entonnoir ; glande de Cowper indemne. Prostate un peu dure et grosse, pas sensible.

Diagnostic. — Infiltration dure, adénites et prostatite chronique.

Traitement. — Instillation d'épreuve : pas de gonocoque. Microbes banaux, rares leucocytes, beaucoup de cellules épithéliales.

Grands lavages à l'oxycyanure.

Trois fois par semaine : massage de la prostate.

Deux fois par semaine : massage sur béniqué.

Une fois par semaine : dilatation au Kollmann.

La dilatation progresse très lentement et au bout de quatre mois, soit 16 séances, on arrive au n° 74.

Le canal a repris partiellement sa souplesse, les infiltrations sont à peine appréciables et l'urétroscopie montre une muqueuse plus colorée avec 6 ou 7 plis radiés et une figure centrale moins profonde.

Épreuve de Janet. Pas de gonocoque. Quelques microbes banaux et rares leucocytes. Quelques filaments aseptiques légers persistent. Malade revu deux mois après : Guérison maintenue.

Observation VIII

M. T..., 27 ans.

Première blennorrhagie il y a trois ans, soignée à Necker par les grands lavages au permanganate. Guérison confirmée par les instillations d'épreuve.

Deuxième blennorrhagie il y a dix-neuf mois, le malade absent de Paris à cause de son travail se soigne lui-même par des injections variées : Nitrate d'argent, protargol, résorcine.

La goutte réapparaît à la suite d'excès. Je vois le malade à son retour à Paris.

Urines claires avec filaments contenant du gonocoque dans le premier verre seulement. Nodosités dans la muqueuse de

l'urètre antérieur révélées au palper sur béniqué. Prostate e
glande de Cowper intactes. Urétroscopie. Muqueuse pâle, un
peu dépolie, sur laquelle se détachent quelques orifices glandulaires rouges, disparition des stries fines. Calibre normal (23). Elasticité, mesurée à l'urétromètre d'Otis, diminuée.

Diagnostic. — Premier stade d'infiltration dure avec littrites, rétrécissement large.

Traitement. — Lavages au permanganate. Massages sur béniqué et hautes dilatations au Kollmann trois fois par semaine
pendant quatre mois. Guérison complète, disparition des
filaments, urétroscopie normale.

Épreuves de Janet négative.

Guérison maintenue depuis deux mois, malgré de nombreux
excès.

Observation IX

M. V..., 25 ans, architecte.

Blennorragie il y a sept mois, mal soignée, le malade con-
serve une goutte matinale.

Ayant l'intention de se marier il veut la tarir et vient consulter.

La goutte contient quelques gonocoques, de nombreux
leucocytes et des cellules épithéliales.

Le palper sur béniqué révèle quelques adénites assez mol-
les et qui se vident bien par massage, l'urétroscopie confirme
en montrant quelques orifices enflammés à la paroi supérieure
de l'urètre sur une muqueuse brillante, rouge et gonflée.
Rien par ailleurs.

Diagnostic. — Infiltration molle et littrite.

Traitement. — Lavages au permanganate puis faradisation

de l'urètre selon la technique indiquée précédemment, deux fois par semaine. Ecoulement abondant suit la faradisation et cesse vingt-quatre heures après. Au bout de deux mois, les urines sont claires, la triple épreuve de Janet pratiquée deux fois à quinze jours d'intervalle, le malade voulant se marier, est toujours négative : Guérison.

Observation X

M. P..., 37 ans.

A eu plusieurs blennorragies jamais bien guéries malgré de nombreuses instillations et de multiples massages sur béniqué. Des filaments persistaient dans les urines, tant dans le premier verre que dans le deuxième, dit le malade.

A la suite d'un écart de régime, le malade est pris d'un frisson et ressent une douleur vive dans le rectum et au périnée, douleur qui s'exaspère pendant la défécation.

J'examine le malade à ce moment et le toucher rectal révèle la présence d'une prostatite aiguë : le lobe droit présente un point chaud, douloureux et ramolli.

Traitement.—Repos complet, lavements chauds et suppositoires belladonés puis quand les phénomènes aigus sont passés, massage de la prostate : Au premier massage l'abcès se vide dans l'urètre par où sort un flot de pus contenant de nombreux gonocoques avec des microbes associés.

Grands lavages au permanganate 1/5000, massages de la prostate et massages sur béniqués car il y a des adénites dans l'urètre antérieur.

Au bout de trois mois, la prostate a repris son état normal mais on y sent la profonde dépression qu'a laissée l'abcès en se vidant. L'urètre est souple et la dilatation au Kollmann

est portée aisément et très rapidement au n° 90. Urétroscopie :
pas de lésions locales. Quelques rares filaments persistent.
Epreuve de Janet négative. Guérison.

Observation XI (en collaboration avec M. le Dr Papin).

M. A..., 45 ans.

A eu plusieurs blennorragies dont la première remonte à
une vingtaine d'années.

Examen. — Urines claires avec filaments dans le premier
verre. Après instillation d'épreuve, pas de gonocoque. Microbes banaux, quelques leucocytes, et beaucoup de cellules épithéliales.

Le palper de l'urètre révèle même sans béniqué des indu-
rations volumineuses surtout dans la partie moyenne de l'urètre spongieux à la face supérieure de l'urètre. A ce niveau,
l'infiltration a envahi le corps spongieux et les corps caverneux et s'étend à peu près à 1 centimètre du canal.

L'explorateur 23 passe à frottement dur et on sent quelques
ressauts au retour. L'urétromètre indique une diminution
très nette de l'élasticité : douleur à partir du n° 50.

A l'urétroscope lésions nettes d'infiltration dure avec plaques blanches de kératinisation.

Traitement. — Grattage urétroscopique à la curette des
plaques cornées. Puis pansements à demeure avec mèches
enduites de pommade à la thiosinamine trois fois par semaine
pendant deux mois : les filaments persistent et l'infiltration
ne diminue pas.

Alors, ionisation avec béniqué (2 fois par semaine 10 mil-
liamp. 5 minutes) et une fois par semaine dilatation au Kollmann. Actuellement, après quatre mois de ce traitement, les

filaments sont très rares, les infiltrats ont diminué, le canal est plus souple et se laisse dilater jusqu'au n° 75 du Kollmann sans douleur.

Traitement à continuer encore.

Observation XII

M. H..., 27 ans.

Première blennorragie il y a trois ans, guérie par les grands lavages et instillations.

Deuxième blennorragie il y a cinq mois. Grands lavages, puis massages sur béniqués ; une goutte persiste et réapparaît à la moindre fatigue ou après le moindre excès.

A l'examen on voit à droite du frein dans le sillon balano-préputial un tout petit pertuis à bords rouges. En comprimant le canal d'arrière en avant une goutte de pus sort par ce pertuis. Après l'avoir nettoyé avec une fine canule de Janet, j'en pratique le cathétérisme avec un stylet mousse. Ce trajet a 25 millimètres et communique avec le canal car le stylet donne le choc métallique avec un béniqué introduit dans l'urètre.

Traitement. — Lavages du trajet au permanganate avec une fine canule puis électrolyse avec une aiguille mousse reliée au pôle (—). Après trois applications, la fistulette est fermée au dehors et à l'intérieur comme le montre l'urétroscopie. Epreuve de Janet négative : guérison maintenue depuis quatre mois.

Observation XIII (due à l'obligeance de M. le Dr Papin).

M. B..., 24 ans.

Blennorragie il y a quinze mois ayant résisté aux lavages,

instillations et massage sur béniqué. Une goutte persiste et le malade vient me consulter.

L'examen microscopique montre de nombreux gonocoques. En écartant les lèvres du méat on aperçoit à la face supérieure de la fosse naviculaire deux orifices congestionnés distants, le premier de 1 centimètre et le second de 1 cm. 5 environ du méat. Un stylet mousse introduit dans ces orifices pénètre à une profondeur de 17 centimètres dans le premier et 23 centimètres dans le second.

Opération en deux temps.

D'abord, incision du trajet postérieur avec le trajectotome de Janet.

Puis quelques jours après, incision du deuxième trajet. Enfin dilatations au béniqué pour empêcher les lèvres des incisions de s'accoler et les trajets de se reconstituer.

Disparition de la goutte. Guérison complète.

CONCLUSIONS

1° Les lésions de l'urétrite chronique restent étendues à tout l'urètre et superficielles pendant un temps très court.

Bientôt elles pénètrent en profondeur en même temps qu'elles se localisent.

2° Il est indispensable de faire un examen complet de l'urètre et des glandes annexes pour diagnostiquer d'une façon précise l'étendue, la profondeur, le siège de la lésion ainsi que la nature de la flore urétrale.

3° A des lésions variables il faut des traitements variables qu'on peut classer en :

Traitements antiseptiques ;

Traitements mécaniques ;

Traitement local urétroscopique.

3° Les antiseptiques sous forme de lavages, injections, instillations qui conviennent dans l'urétrite aiguë ne doivent être ici que des adjuvants. La méthode la plus efficace pour les faire pénétrer en profondeur est celle des pansements à demeure.

5° Le traitement mécanique mérite la première place. Il comprend les divers modes de dilatation et de massage qui seront pratiqués d'une façon précoce car, plus la lésion est organisée, plus sa résorption complète sera lente et compromise. Toute cure de dilatation au béniqué devra être complétée par la dilatation au Kolmann, précieux instrument, inoffensif quand il est doucement manié, et qui seul permet de distendre la portion bulbaire dont le calibre normal est 70-75 béniqué.

Cette dilatation pourra être poussée jusqu'au 90 béniqué.

6° Le traitement à l'urétroscope convient aux formes très localisées ou qui ont résisté aux méthodes précédentes. Ces lésions locales mal éteintes expliquent les réinfections continuelles. Seul, un traitement précis et énergique sous le contrôle de la vue guérira ces urétrites rebelles.

7° Enfin avant de donner l'exeat à un malade et lui permettre les rapports sexuels sans condom, il faudra bien s'assurer qu'il n'est pas contagieux : c'est un devoir impérieux pour le médecin.

BIBLIOGRAPHIE

ALBARRAN. — Rétrécissements larges de l'urètre. Ann. mal. gén. urin., 1893.

ABADIE. — Des avantages de l'urétroscopie. Ann. mal. gén.-urin., 1910 (t. I.)

AHMAN. — Infection blennorragique générale. Arch. f. Dermat. XXXIX (p. 323).

AROUSTAM. — Psychoses et névroses of uretral origine. Med. Standard. Chicago, 1907, XXX, 124-126.

AIEVOLI. — Sui canali anomalie del pene urethra duplex condotti para-urethrali. Gaz. degli Osped., 17 sept. 1905.

BALZER ET TANSARD. — Traitement de la blenn. chron. par le nitrate d'argent en instillations suivies de l'introduction d'un cathéter de zinc. Ann. mal. gén.-urin., 1906, t. I.

— Traitement de l'urétrite chronique par les instillations de nitrate d'arg. suivies de l'introd. d'un cathéter de zinc et de nickel. Ann. mal. géni.-urin., 1908, t. II.

— Traitement des urétrites par l'association des deux nitrates, argent et zinc. Ann. mal. gén.-urin., 1909 t. I.

BARABAN. — Sur les modifications épithéliales de l'urètre après la blennorragie. Revue méd. de l'Est, 15, VI, 90.

— Contribution à l'histologie de rétrécissements blen norragiques de l'urètre. Revue méd. de l'Est, I, X, 89.

BATUT. — Traitement des rétrécissements de l'urètre. Ann.
Anal. gén.-urin., 1910, t. I.

BENZLER. — Stérilité et gonorrhée. Archives f. derm. de Syph.,
1898, vol. XLV (p. 17).

BOURSIER. — Psyosalpinx blennorragique et urétrite. Journ.
méd. Bordeaux, 6 juin.

BOISSON. — Les péri-urétrites et leur pathogénie. Ann. de la
Soc. belge d'urologie, avril 1901.

BENSA DE VIA. — Traitement des urétrites chron. Doin. Édit.
Paris, 1902.

BOKAY (J.-V.) — Des diverticules de l'urètre chez les petits
garçons. Jahrb. f. Kinderheil, 52-2.

BERNARDBEIG. — Abcès urétraux au cours de la blennorragie.
Journ. des Praticiens, 1897.

COLIN. — La blennorragie maladie sociale. J. Baillère, 1907

CARIANI. — Contribution au traitement des urétrites chroniques. Ann. mal. gén.-urin, 1904.

CASPER. — Sur le traitement de la gonorrhée. Berlin. Klin.
Wochenschrift, 1897, n° 25, p. 314.

CAROLI DE CRÉMONE. — Protargol dans la blennorragie. Ann-
mal. gén.-urin., 1900.

CUTURI. — Sull. uretroscopia e sua importanza in urologie.
Policlin. Roma, 1907. XIV sez, prat., 289-91.

COLOMBINI. — Protargol et blennorragie. Atti della R. Aca-
demia die fisiocritici, série IV, vol. 10, 1898.

COLIN. — Urétrite primitive non gonocc. présentant une quan-
tité énorme de bacilles de l'influenza. Ann. mal.
gén.-urin., 1909, t. I.

DESNOS. — Electrolyse circulaire. Ann. mal. gén.-urin., 1909,
t. I.
   — Instillations de protargol dans l'urétrite chronique.
Ann. mal. gén.-urin., 1898.
   — Dilatation élect. des rétrécissements de l'urètre. J. de
méd. de Paris, 28.1.11.
   — De la dilatation. Electrolyt. de l'urètre. Ann. mal.
gén.-urin., 1903.

Delbet (Pierre). — Recherches anatomiques sur l'urètre.
    Ann. mal. gén.-urin., 1892, p. 206.

Damaschino. — Contribution à l'étude des abcès urineux.
    Thèse Paris, 1896.

De Keersmaecker d'Anvers. — Un diverticule de l'urètre.
    Ann. mal. gén.-urin., 1898.

Erlich. — Contribution à l'étude des diverticules de l'urètre.
    Beitr. Z. Klin. chir., LIX, p. 193.

Escat. — Infiltration d'urine et péri-urétrite. Ann. mal. gén.-
    urin., 1898.

    — Rôle des glandes de l'urètre dans les suppur. péri-
    néales. Ann. des mal. gén.-urin., 1904.

Fenwick. — Kyste par rétention des glandes de Cowper.
    Cause de goutte chronique et de rétrécissement spas-
    modique. British Medic. Jour., 4 janvier 1907.

Guiard. — Rôle du gonoccisme latent chez la femme. Ann.
    mal. génit.-urin., 1902.

    — Complic. loc. et générales de la blennorragie aiguë
    et chron. chez l'homme. Ruef. édit., 1898.

Groll. — Contractions rythmées des muscles de l'urètre
    dans le traitement de la blennorragie. Dauphiné
    méd., décembre 1897.

    — Rétrécissement cicatriciel de l'urèt. siégeant à la
    région bulbaire traité par les injections de thiosina-
    mine. Ann. mal. gén.-urin., 1908, t. I.

Guépin. — Ecoulement urétral chron. d'origine glandulaire.
    Gaz. méd. hôp. Paris, 7 mars 1897.

Gardner. — Traitement de l'urétrite chron. par les topiques
    locaux. Médi. Record., 22 décembre 1906.

Goldschmidt. — Iustrumente fur die irrigations uretroskopie.
    Folia urologica Lepzig, 1908, II, 704.

Hamonic. — Urétrites chez les diabétiques. 12° session de
    l'Assoc. franç. d'urol., p. 1873.

    — De la bulbite urétrale. Ann. mal. gén.-urin., 1910, t. I.

Hogge. — Urétro-prostatites non blennorragiques. Ann. mal.
    gén.-urin., 1902.

Haas. — Les cowpérites dans l'urétrite chronique. Jour. de
    méd. et de chirurg. prat., 10 octobre 1907.

Horvath. — Gonorrhée localisée aux conduits para-urétraux. Arch. f. dermat. et syph., vol XLVI, p. 17.

Haenens (d'). — Urétrite subaiguë. Polyclin. Bruxelles, 1er janvier.

Hodara de Constantinople. — Sur l'utilité des nouveaux dilateurs, laveurs de Kollmann dans le trait. de l'urét. chron. Ann. mal. gén.-urin., 1898, page 1000.

Hermann Klotz. — Végétations. Polypes. Angiomes de l'urètre et urétroscopie. N.-Y. med. Journ., 26 janv. 1898.

Janet. — Les repaires microbiens de l'urètre. Ann. mal. gén.-ur., 1901, p. 897.

— Considération sur le traitement de la blennorragie. Folia Urologica, juin 1907.

— Traitement des lacunites et folliculites urétrales. VIIe sess. de l'Associa. f. d'Urologie. Paris, 1903.

— Dilatation des rétrécissements durs. 12e sess. de l'Assoc. fran. d'Urologie.

Jungano. — La flore bactérienne de l'urètre normal. Ann. mal. gén.-uri., 1908, t. 2.

— Traitement des urét. chron. blennorragiques. Ann. génito.-urin., 1910, 1er août.

Jacquet. — Talalgie blennorragique. Sociét. méd. des Hôpitaux, 5 mars.

Jadassohn. — Immunité et réinfection dans la gonorrhée. Arch. f. derm. et syph., 1898, vol. XLIII, p. 30.

Kollmann. — Die chron. gonorrhee der mannulharnrohre, 1901-1905.

Kutscher. — Die mikrostz bakt diagnose des Gon. Infection. Berlin. kl. Wochenschrift, 1909, n° 46.

Kuttner. — Méthode des inject. forcées. In Fraisse. Gonorrhée chron. de l'homme. Maloine, 1910, p. 263.

Keersmacker d'Anvers. — Rôle des glandes de Littre dans l'urét. chron. Ann. mal. gén.-urin., 1896.

Luys. — Application et technique de la dilatation de l'urètre. La Clinique, 11 septembre 1908.

— De l'introduction par l'électricité des subst. méd. dans la muqueuse urétrale. Clinique. Paris, 1907, II, 53.

Lichtenberg. — Sur l'origine des conduits para-urétraux chez l'homme. Münich. Med. Wochenschrift, 20 juin 1905.

Lohnstein. — Granulations du veru (colliculus seminalis) dans l'urét. postérieure chronique. Festchrift für Lewin, 1898, page 108.

Le Fort. — Anomalies fistuleuses congénitales du pénis. Ann. mal. gén.-ur., décembre 1896.

Le Fur. — Diagnostic et traitem. des prost. chroniques. Ann. mal gén.-urin., 1903.

Lautier. — La blennorragie est une infection généralisée. La Clinique, 31 mai 1907.

Labbé. — Un cas de myélite blennorragique. J. des Praticiens, 26 juillet 1901.

Minet. — Traitement des urét. chron. asept. Ann. mal. gén.-urin., 1902.

  — Résultat de la dilat. rapide dans les rétrécis. de l'urètre. Ann. d'électrobiologie et de radiologie, n° 2 février 1907.

  — Exp. sur l'électrolyse pratiquée sur les chiens. Ann. mal. gén.-urin., 1903.

Motz. — Traitement de l'urétr. chron. Ann. mal. gén.-urin., 1903.

  — Diagnost. et thérapeut. de certaines urét. chron. Ann. mal. gén.-urin., 1901.

  — Contribution à l'étude des abcès périnéaux et des phlegmons diffus d'orig. urétrale.

  — Exploration méthod. de l'urètre. Ann. mal. génit.-ur., 1909, t. I.

Melun de Bucarest. — Traitement des urétrites par l'ion. argentique. Ann. mal. gén.-urin., 1907, t. I.

Mark (E. J.). — Endoscopic. considerations of news growths of the urethra. Am. j. urol. N.-Y, 1908, IV, 482-493.

Mauret. — Trait. des rétréciss. de l'urét. par les dil. élastiques. Th. Paris, 1903, n° 420.

Michailoff. — Sur la pathol. de l'urètre post. An. mal. gén.-urin., 1910, t. I.

Moore. — Emploi du bleu de Méthylène dans la blennorrhée, Brit. med. Journ., 16 janv. 1898.

Mundorff N.-York. — Effets de l'électrolyse dans le trait. de
    l'ur. glandul. Archi. d'électr. méd., 1901.

Moltschanoff. — Action de la gonotoxine sur le syst. ner-
    veux. Munich. med. Wocheuschrift, 1899, n° 31,
    p. 1013.

Noguès. — Guérison spontanée d'une blenno. aiguë au cours
    d'une pyrexie. Ann. mal. gén. urin., 1907, t. II.
    — Échec des lavages au formol dans le trait. de l'urét.
    à gonocoque. Ann. mal. gén.-urin., 1896.
    — Ex. histol. des sécrétions urétrales. Ann. mal. gé-
    nito urin., 1908, t. 1.

Newmann. — Statistique générale de la blen. de l'urètre trai-
    tée par l'électrolyse. Assoc. améric. d'électrothéra-
    pie. N.-York, sept. 1900.

Neuberger. — Remarques sur la path. et la thérap. de l'uré-
    trite chronique. Versammlung deutscher natürfors-
    cher und aertzte in Hambourg, 25 sept. 1908.

Picheral. — De l'électrothérapie dans l'urétrite subaiguë et
    chronique et dans ses complications les plus habi-
    tuelles. Thèse Montpellier, 1908.

Panichi. — Deux cas de gonococcémie. La settimano medico.
    Florence, 26 août 1899.

Philippe. — Électrolyse circulaire et rétrécissement de l'urè-
    tre. Concours médical, 1908.

Porosz. — Trait. de l'ur. chron. par des sondes chauffées à
    50° avec un courant d'eau chaude. Ann. mal. gén.-
    urin., 1910, t. I.

Petit. — A propos des urétroscopies. Ann. mal. gén.-urin.,
    1910, t. I.
    — Cures des rétrécissements par les électrolyses. Ann.
    mal. génit.-urin., 1910, t. 1.

Ravogli. — De la goutte. N.-York, med. J., 4 janv. 1902.

Schmitt. — Med. Electro-ionique. Ann. mal. génit.-urin.,
    1908, t. 2.

Schuster. — Affect. génér. gonorrhéiques. Arch. fur dermat.
    XL, page 181.

Seelhorst. — Radikale heilung von harbenstrikturen der
    uretre mittels der electrolytisaben Nabel. Central-

blatt. f. die krankh. der Harnrœrhe med. sex. org.,
1905, p. 57.

TEDENAT DE MONTPELLIER. — Abcès du rein à gonocoque. Ann.
mal. gén.-urin., 1907, t. I.

VOHL. — Résistance du gonocoque à la chaleur. Wien. klin.
Rundschau, 1901, n° 46.

VAN DE WARKER. — La blenno. et ses conséq. chez la femme
N.-Y. med. Journ., 4 février 1905.

VALERIO. — Associat. microb. dans l'ur. blennor. et leur
rapport avec l'intensité des réactions. Réforme médic.,
juin 1908.

VIGNERON. — Rétrécissements larges et infiltrat. d'urine. Ann.
mal. génito-uriu., 1891.

VAN SCHAICK. — Fréquence de la blenno. chez les femmes
mariées. The N.-Y. med. J., 30 octobre 1897.

VIRGHI GIROLAME. — Nouveaux procédés d'électrolyse circul.
Ann. géu.-urin., 1910, t. I.

VERHOOGEN. — L'urétrite chron. gonococcique. Bruxelles,
1898.

WORMSER. — Gonoc. et faux gonoc. Ann. génito-urin., 1910, t. I.
    — Quelques traitem. de l'urétr. chronique. J. des prati-
      ciens, 6 août 1906.
    — Guérison de l'urétrite chronique. J. des praticiens,
      5 mars 1910.

WARD. — Treat of gonorrhea. Med. rev. of revue. N.-Y., 1901,
page 62.

WELANDER. — Gonococcie compliquée de polynévrite. Nor-
diskt med. arch., VIII, page 8, 1905.

WALKER. — Electrolysis as a means of curing chronic glan-
dular urethritis. Ann. journ. derm. and. genit.-uri-
nary deseases, 1900, IV, 237.

WINFIELD AYRES. — Spermatocystite aiguë et chronique dans
la blennorragie. N. Y. med. and surgery journ.,
14 mai 1898.

VERHOOGEN ET KEERSMACKER. — L'urétrite chronique d'origine gonococcique. Bruxelles, 1898.

VERHOOGEN. — Trait. des formes kystiques et glandulaires de
l'urétrite chronique. Ann. gén.-urin., 1896.

Valentine et Towsend. — Dilatation avec des appareils extensibles. Ann. gén.-urin., 1902, p. 1035.

Reynès. — Vésiculites. Ann. gén.-urin., 1910, t. 1.

Rochet. — Dilatation avec les sondes élastiques de Martin de Lyon. Revue chirurg., 1905.

Raoult Dulongchamps. — Trait. de l'urét. chron. par l'ion Zn. Ann. gén.-urin., 1908, t. 1.

Saxe. — Les filaments de l'urine. N.-Y. med. J., 2 mars 1907.

Stebe. — Trait. de la blenn. chronique par les rayons lumineux. Journ. russe de mal. cut. et vénériennes, août 1906.

Uhle. — Considérations nouvelles sur la pathologie et le traitement de l'urétrite chronique. N.-Y. med. J., 30 janv. 1909, page 213.

Zacco. — Nuovo. compressore uréthrale. Soc. ital. d'urol., 1908.

TABLE DES MATIÈRES

Pages

Introduction 7

Chapitre premier. — *Anatomie et histologie de l'urètre
normal* 9
Division, longueur, calibre 9
Histologie 12
Urétroscopie de l'urètre normal 14
Appareil de Luys pour l'urètre antérieur 14
Appareil de Goldschmidt pour l'urètre postérieur . 15

Chapitre II. — *Anatomie pathologique dans l'urétrite
chronique* 21
Lésions épithéliales 22
Lésions sous-épithéliales 22
Lésions glandulaires 24
Urétroscopie de l'urètre pathologique 25

Chapitre III. — *Diagnostic de l'urétrite chronique* . . 28
Flore de l'urètre 30
Diagnostic du siège 32
Diagnostic de la profondeur 36

Chapitre IV. — *Traitement de l'urétrite chronique* . . 38
Traitement général et médicamenteux 41
Traitement local 42

Indications du traitement 57
1° Antisepsie de l'urètre et des annexes . . . 58
2° Traitement des infiltrats. 59
Signes de la guérison 60
1° L'urètre doit être aseptique 61
2° L'urètre doit être calibré et souple 61
3° Les glandes annexes doivent être intactes . 62
Observations 63
Conclusions 74
Bibliographie 76

MAYENNE, IMPRIMERIE CHARLES COLIN